国民营养科普
——老年人营养膳食指导

主 审　张　坚　黄承钰　楼晓明

主 编　章荣华　苏丹婷

副主编　杨　敏　赵　湘

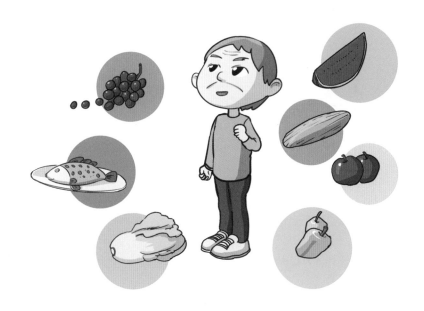

人民卫生出版社
·北京·

图书在版编目（CIP）数据

老年人营养膳食指导 / 章荣华，苏丹婷主编 . —北京：人民卫生出版社，2022.2

（国民营养科普丛书）

ISBN 978-7-117-30344-6

Ⅰ. ①老… Ⅱ. ①章…②苏… Ⅲ. ①老年人 – 膳食营养 Ⅳ. ①R153.3

中国版本图书馆 CIP 数据核字（2020）第 146907 号

人卫智网	www.ipmph.com	医学教育、学术、考试、健康，购书智慧智能综合服务平台
人卫官网	www.pmph.com	人卫官方资讯发布平台

国民营养科普丛书——老年人营养膳食指导

Guomin Yingyang Kepu Congshu——Laonianren Yingyang Shanshi Zhidao

主　　编：章荣华　苏丹婷
出版发行：人民卫生出版社（中继线 010-59780011）
地　　址：北京市朝阳区潘家园南里 19 号
邮　　编：100021
E - mail：pmph @ pmph.com
购书热线：010-59787592　010-59787584　010-65264830
印　　刷：北京盛通印刷股份有限公司
经　　销：新华书店
开　　本：710×1000　1/16　印张：8
字　　数：135 千字
版　　次：2022 年 2 月第 1 版
印　　次：2022 年 4 月第 1 次印刷
标准书号：ISBN 978-7-117-30344-6
定　　价：39.00 元
打击盗版举报电话：010-59787491　E-mail：WQ @ pmph.com
质量问题联系电话：010-59787234　E-mail：zhiliang @ pmph.com

编 者

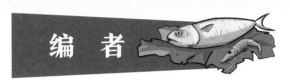

（以姓氏笔画为序）

丁鸿雁　杭州市第三人民医院

于　晓　浙江中医药大学附属第二医院

尤祥妹　中国人民解放军联勤保障部队第 903 医院

卞月梅　中国人民解放军联勤保障部队第 903 医院

尹　璇　浙大医学院附属杭州市第一人民医院

冯钰婷　浙江中医药大学附属第二医院

朱　冰　杭州市疾病预防控制中心

苏丹婷　浙江省疾病预防控制中心

李青青　杭州医学院

杨　敏　浙江大学公共卫生学院

杨任华　浙大医学院附属杭州市第一人民医院

吴　悦　浙江大学医学院附属第二医院

余志英　浙江大学公共卫生学院

邹　艳　浙江省疾病预防控制中心

林朝红　浙大医学院附属杭州市第一人民医院

周　金　中国人民解放军联勤保障部队第 903 医院

周　锋　浙江医院

郑培奋　浙江医院

赵　栋　浙江省疾病预防控制中心

赵　湘　浙江省疾病预防控制中心

胡世云　浙江医院、浙江省心脑血管病防治研究中心

俞　蔚　浙江医院、浙江省心脑血管病防治研究中心

施佳慧　浙江体育科学研究所（浙江省反兴奋剂中心）

贺晓鸣　浙江中医药大学附属第二医院

席雷凯　空军杭州特勤疗养中心疗养一区

唐红浩　中国人民解放军联勤保障部队第903医院

章荣华　浙江省疾病预防控制中心

斯彩娟　浙江医院

曾海娟　空军杭州特勤疗养中心疗养一区

蔡　缨　空军杭州特勤疗养中心疗养一区

管成倩　中国人民解放军联勤保障部队第903医院

缪　琴　杭州市西湖区翠苑街道社区卫生服务中心

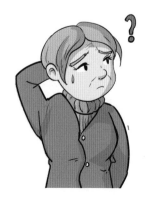

《国民营养科普丛书》

编写委员会

编委会主任	刘金峰	国家卫生健康委员会食品安全标准与监测评估司
	高 福	中国疾病预防控制中心
	卢 江	中国疾病预防控制中心
科 学 顾 问	王陇德	中国工程院院士
	陈君石	中国工程院院士
	杨月欣	中国营养学会理事长
	杨晓光	中国疾病预防控制中心营养与健康所研究员
主 编	丁钢强	中国疾病预防控制中心营养与健康所
	田建新	国家卫生健康委员会食品安全标准与监测评估司
	张志强	全国卫生产业企业管理协会
副 主 编	张 兵	中国疾病预防控制中心营养与健康所
	刘爱玲	中国疾病预防控制中心营养与健康所
	徐 娇	国家卫生健康委员会食品安全标准与监测评估司
编 者	（按姓氏汉语拼音排序）	
	戴 月	江苏省疾病预防控制中心
	龚晨睿	湖北省疾病预防控制中心
	郭战坤	保定市妇幼保健院
	李绥晶	辽宁省疾病预防控制中心
	李晓辉	成都市疾病预防控制中心
	梁 娴	成都市疾病预防控制中心
	刘长青	河北省疾病预防控制中心
	刘丹茹	山东省疾病预防控制中心

栾德春　辽宁省疾病预防控制中心
苏丹婷　浙江省疾病预防控制中心
辛　宝　陕西中医药大学公共卫生学院
熊　鹰　重庆市疾病预防控制中心
张　丁　河南省疾病预防控制中心
张俊黎　山东省疾病预防控制中心
张书芳　河南省疾病预防控制中心
张同军　陕西省疾病预防控制中心
章荣华　浙江省疾病预防控制中心
赵　耀　北京市疾病预防控制中心
周永林　江苏省疾病预防控制中心
朱文艺　陆军军医大学新桥医院
朱珍妮　上海市疾病预防控制中心

编委会专家组（按姓氏汉语拼音排序）
陈　伟　北京协和医院
丁钢强　中国疾病预防控制中心营养与健康所
葛　声　上海市第六人民医院
郭云昌　国家食品安全风险评估中心
黄承钰　四川大学
刘爱玲　中国疾病预防控制中心营养与健康所
楼晓明　浙江省疾病预防控制中心
汪之顼　南京医科大学
王惠君　中国疾病预防控制中心营养与健康所
王志宏　中国疾病预防控制中心营养与健康所
吴　凡　复旦大学
杨振宇　中国疾病预防控制中心营养与健康所
易国勤　湖北省疾病预防控制中心
张　兵　中国疾病预防控制中心营养与健康所
张　坚　中国疾病预防控制中心营养与健康所
张　倩　中国疾病预防控制中心营养与健康所
朱文丽　北京大学
周景洋　山东省疾病预防控制中心

编委会秘书组（按姓氏汉语拼音排序）
刘爱玲　中国疾病预防控制中心营养与健康所
马彦宁　中国疾病预防控制中心营养与健康所

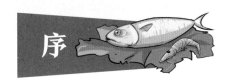

序

随着我国社会经济快速发展,国民营养健康状况得到明显改善,同时也伴随出现新的问题和挑战。一方面,人民群众对营养健康知识有着强烈渴求,另一方面,社会上各种渠道传播的营养知识鱼龙混杂,有的甚至真假难辨。因此,亟须加强科学权威的营养科普宣传,引导人民群众形成真正健康科学的膳食习惯和生活方式,提升人民群众营养素养与水平,切实增强人民群众获得感与幸福感。

为贯彻落实《国民营养计划(2017—2030 年)》"全面普及营养健康知识"和健康中国合理膳食行动要求,国家卫生健康委员会食品安全标准与监测评估司委托中国疾病预防控制中心营养与健康所组织编写《国民营养科普丛书》12 册,其中《母婴营养膳食指导》《2~5 岁儿童营养膳食指导》《6~17 岁儿童青少年营养膳食指导》《职业人群营养膳食指导》和《老年人营养膳食指导》详细介绍了不同人群的营养需求和膳食指导;《常见食物营养误区》和《常见食品安全问题》对居民关注的营养与食品安全的热点问题及存在误区进行了详细解答;《身体活动健康指导》和《健康体重管理指导》详细介绍了不同人群的身体活动建议以及如何保持健康体重;《常见营养不良膳食指导》《糖尿病膳食指导》《心血管疾病膳食指导》针对不同疾病的营养需求给出了有针对性和实用性的指导。

丛书围绕目前我国居民日常生活中遇到的、关心的问题,结合营养食品科研成果和国内外动态,力求以通俗易懂的语言向大众进行科普宣传,客观、全面地普及相关营养知识。丛书采用一问一答、图文并茂的编写形式,努力做到深入浅出,整体形成一套适合不同人群需要,兼具科学性、实用性、指导性的营养科普工具书。

　　丛书由100多位营养学、医学、传播学及健康教育等相关领域的专家学者共同撰写，历经了多次研讨和思考，针对不同人群健康需求，凝练了近2 000个营养食品相关热点问题，分类整理并逐一解答。丛书以广大人民群众为主要读者对象，在编写过程中尽量避免使用专业术语，同时也可为健康教育工作者提供科学实用的参考。希望丛书的出版能够成为正确引导广大居民合理膳食的有益工具，为促进营养改善和慢性病防治、提升居民营养素养提供帮助。

编委会

2022 年 1 月

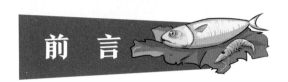

前　言

　　进入 21 世纪,我国的老龄化进程明显加快,目前我国人口结构已经进入老年型。2016 年全国卫生与健康大会上,习近平总书记强调,没有全民健康,就没有全面小康,要把人民健康放在优先发展的战略地位,要为老年人提供连续的健康管理服务。2017 年国务院办公厅颁布《国民营养计划(2017—2030 年)》,提出开展"老年人群营养改善行动"这一重大行动,要建立满足不同老年人群需求的营养改善措施,促进健康老龄化。2019 年国务院出台《健康中国行动(2019—2030 年)》,提出要"实施老年健康促进行动",认为老年人要改善营养状况,个人和家庭必须主动学习老年人膳食知识,精心设计膳食,选择营养食品,保证食物摄入量充足,要有意识地预防营养缺乏,延缓肌肉衰减和骨质疏松,老年人的体重指数(BMI)在全人群正常值偏高的一侧为宜,消瘦的老年人可采用多种方法增加食欲和进食量,吃好三餐,合理加餐。这一系列涉及老年人营养健康政策的出台对社会经济的发展和实现健康中国战略有重要意义。

　　随着年龄的增加,老年人的器官功能出现渐进性的衰退,如牙齿脱落、消化液分泌减少、消化吸收能力下降、视觉和味觉等感官反应迟钝、肌肉衰减以及吞咽障碍等。这些改变均可明显影响老年人摄取、消化和吸收食物的能力,使得老年人营养缺乏和慢性非传染性疾病发生的风险增加。因此,在日常生活中结合老年人生理特点,对老年人进行正确的营养指导,可以明显起到预防疾病、延缓衰老和健康长寿的作用。本书正是基于这一目的,从平衡膳食、合理营养的角度,针对老年人群常见的生理病理状态和普遍存在的营养误区,力求通过科普化的语言向广大老年朋友介绍如何利用科学的膳食营养方法,来帮助自己更好地适应身体功能的改变,减少和延缓营养相关疾病的发生和发展,延长健康生命时间,促进健康老龄化和成功老龄化。全书尽力做到通俗易懂,以实用为主,图文并茂,以期让读者看得懂、学得会、用得上。本书中提供的食谱,是针对当前老年人常见的居住情况,适于老年人饮食特点,专门开发的一人份和两人份食谱,配料和制作步骤都很简单,具有很强的操作性。

　　本书主要由浙江省长期从事临床营养和公共营养领域的专家和一线工作人员编撰、审定,具有较强的科学性和实用性。但由于编撰时间比较仓促,编者的水平有限,书中难免有疏漏欠妥之处,敬请广大读者和专家批评指正。

主编

2022 年 1 月

目 录

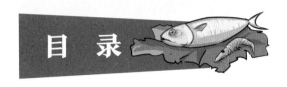

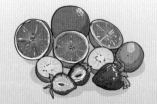

第一篇

让食物与营养帮助我们保持健康

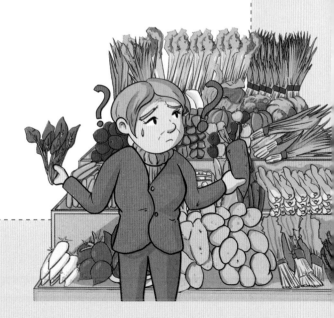

一、年龄带给身体的变化

　　2017 年,世界卫生组织对年龄进行了新的划分:从婴儿出生到 18 岁为生长发育期,19~45 岁为青壮年期,45~65 岁为逐渐衰老期,65 岁就算进入老年期了。和所有事物一样,随着年龄的增长,人体会逐渐发生一定的生理变化,机体的各个组织器官特别是消化系统经过长年的使用也会逐渐老化,原有的功能会不断削弱乃至丧失。因此,对自己的身体有着客观的认识,在日常生活中能进行有效的应对与调整,可以更好地保护健康。

1. 老年人消化系统发生了哪些改变

　　随着年龄的增长,在老年人容易见到牙齿缺损、咀嚼肌衰减、味觉和嗅觉敏感度降低、唾液和胃酸等消化液分泌能力下降、胃肠蠕动减少等形态与机能改变的表现,这些会直接导致老年人群总体来说食欲降低、吞咽功能不足、早饱、消化吸收功能减弱等生理现象。在情况严重时,还可能引发吞咽障碍、消化不良乃至萎缩性胃炎等疾病的发生。

2. 为什么老年人吃得少些

　　很多老年人都有一种感觉,似乎胃口没有年轻人好,为啥老年人吃得少些呢？一方面,老年人自身活动量减少,伴随消化功能衰退,导致食欲减退,能量摄入降低。而且,老年人由于生理功能减退,蛋白质合成能力降低,蛋白质的利用率相对低。这两方面因素导致老年人膳食能量、蛋白质摄入降低,体重呈下降趋势。一般用下列公式初估老年人的标准体重值:男性标准体重(千克)＝[身高(厘米)－100];女性标准体重(千克)＝[身高(厘米)－105]。实测体重在上述标准值上下 10% 以内均属正常,超过理想体重 10% 或 20% 以上为超重或肥胖,低于理想体重 10% 或 20% 以下则为消瘦或严重消瘦。由于瘦体重减少,老年人对能量摄入量的需求也相对减少。

3. 老年人该吃什么

老年人科学饮食应该做到在兼顾营养全面合理的前提下,重点加强老年人容易缺乏和亟需补充的营养素。具体来说,老年人在膳食营养方面应该注意这几点:

(1) 适当控制每日能量摄入总量,保持在合理范围,避免肥胖和体重过轻。

(2) 要保障老年人每天摄入充足适量的优质蛋白质。

(3) 老年人的饮食应以清淡为主,用油应以植物油为主。

(4) 适量摄入碳水化合物。

(5) 补充维生素,一些老年性疾病的发生与维生素摄入不足有关。维生素 A 具有防癌、抗癌作用;维生素 D 对预防老年性骨质疏松尤为重要;维生素 E 为抗氧化剂,可以保护细胞膜不受脂质过氧化而破坏,还可消除衰老组织中脂褐质色素的沉积;维生素 C(抗坏血酸)具有解毒作用,可提高免疫功能和防癌等。这些都是老年人不可缺少的维生素。

(6) 要粗细粮搭配,粗粮如燕麦、玉米等,为老年人补充所需的膳食纤维、维生素以及矿物质。

4. 老年人该怎么吃

老年期在食物的选择、加工方式、食用习惯等方面的注意点可概括为 7 个方面。

(1) 食物全面:保持食物多样化,不要偏食。

(2) 饮食宜清淡:即便是食欲降低,也要尽可能增加食物花色品种,保证充足摄入食物。

(3) 饮食有节:老年人胃肠道适应能力较差,应避免暴饮暴食。饭菜宜软烂,适应老年人咀嚼功能下降、消化腺分泌降低的生理特点。

(4) 少食多餐:因为老年人的消化能力减弱,每顿饭不宜食用过多,而且进食时间较长,具体就是在三顿正餐之间,添加一些点心等食物,一日多餐可以保障老年人的营养补充量。

(5) 食物温度要适宜:不宜进食过热、过冷的食物,以避免对消化道造成损伤。

（6）食物要新鲜：多吃蔬果，保证维生素、矿物质以及膳食纤维的供给。

（7）充分补水：可以常做些汤、羹、菜泥之类的菜吃，既补充了水分，又有利于消化。

二、吃不好，有原因

随着年龄的增长，老年人的消化系统功能出现不同程度的衰退。这些变化导致老年人吃不香，也吃不好，遇到这些情况该怎么办呢？

1. 牙齿松动该怎么办

有些人认为年纪大了牙齿松动是正常现象，不需要马上处理，等掉光了再补更省钱省事。其实，松动的牙齿不及时诊治不仅会加速邻近牙齿的松动和脱落，还会影响食物的正常消化和吸收，影响身体健康。应对牙齿松动可做到以下几点：

（1）坚持刷牙：每天早晚用温水刷牙，餐后要用清水漱口，每次刷牙时间不少于 3 分钟，牙刷宜选用老年保健牙刷，注意正确的刷牙方式。饭后可以使用牙线来清除牙间隙的食物。

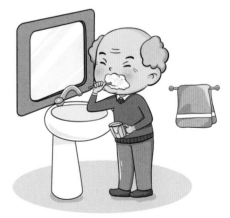

（2）合理饮食：食物的质地应软硬适中，避免坚硬的食物损伤牙釉质。保证奶类、豆制品等含钙丰富食物的摄入，多晒太阳，预防骨质疏松。多吃新鲜蔬菜和水果，可以锻炼咀嚼功能，同时起到清洁牙齿的作用。可以在专业牙科医生的指导下，给牙齿做保健操，坚固牙齿，预防牙周炎。

（3）定期洗牙，及时补牙：每年至少到正规医院或诊所做 1 次口腔检查和清洗，如有牙齿脱落，及时补牙。

2. 老年人口干怎么办

有些老年人吃馒头、饼等偏干的食物时感觉难以下咽,喝水也不管用,还有一些老年人在夜间睡眠中也会口干难忍,需要起床喝水。究其原因,老年人口干可以分为生理性和病理性两种类型:①生理性口干主要是因为唾液腺分泌功能随年龄增长而减退,导致唾液分泌不足,加上有些老年人喝水偏少,吃得过咸,更容易出现口干;②病理性口干多由义齿导致的真菌感染、张口呼吸、糖尿病、神经衰弱、药物等原因引起。所以要改善老年人口干症状,需排除有无相关病史和用药史,查明原因后针对性治疗。除了病因治疗外,生活调理可注意以下几点:

（1）主动少量多次饮水,不要等到口渴了再喝水,每次50~100毫升。每天饮水量不低于1 200毫升,以1 500~1 700毫升为宜。心力衰竭、慢性肾病、水肿或腹水等患者根据个体情况制定饮水量。饮水首选温热白开水,也可以选择淡茶水。

（2）可以选择具有养阴生津的食物,如鲜芦根、荸荠、梨、藕等。推荐食疗方:竹茹饮,以竹茹30克、乌梅6克、甘草3克加水煎煮取汁,代茶饮。

（3）食物干稀搭配,每餐可以搭配一碗清汤,菜不宜过咸,可以用米醋调味。

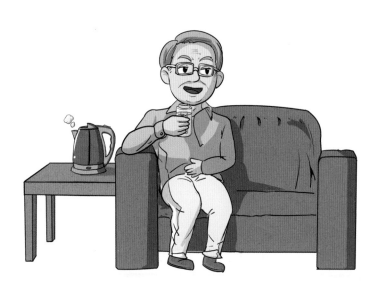

3. 老年人可以常吃益生菌吗

　　服用益生菌不仅可以改善便秘、预防抗生素相关性腹泻的发生,还可以防治义齿引起的口腔炎和口腔念珠菌病,对老年痴呆、心血管疾病、骨质疏松等疾病也有一定作用。

　　那么老年人是否需要每天补充益生菌呢? 与年轻人相比,老年人肠道微生物群种类减少,乳酸杆菌、双歧杆菌等有益菌数量减少。同时肠黏膜萎缩,肠道蠕动时间延长,故容易出现腹胀、腹泻、便秘、消化不良等不适症状。但目前对于益生菌的补充仍存在争议。老年人需要在医生的指导下谨慎使用益生菌制剂,但可以摄入一些富含益生菌的食物,如酸奶、奶酪、豆豉、味噌、泡菜等。同时还可以选择含可溶性膳食纤维丰富的食物,如银耳、燕麦、山药、番薯、果冻、果酱、苹果、柑橘、葡萄、海藻类、豆类等。可溶性膳食纤维发酵产生的短链脂肪酸能被肠道的细菌利用,调节肠道微生态,改善肠道功能。

4. 老年人得了胆囊炎和胆石症怎么办

　　老年人的肝脏分泌胆汁功能和胆囊收缩功能减退,胆汁浓缩,并含有较多的胆固醇,易发生胆囊炎和胆石症。不少老年人因症状较轻,便认为胆石症不碍事而忽视了治疗。殊不知,胆石症往往会引发凶险的并发症,如胆囊穿孔、急性肝坏死,诱发胆囊癌、急性化脓性胆管炎等。老年人胆石症的治疗往往受多种因素影响,如高龄、合并其他疾病、家属的顾虑等。若手术治疗需进行术前评估,克服高龄患者机体及疾病的不利因素,创造条件去施行适宜且老年人能耐受的手术。在缓解期可以通过饮食调理,注意以下原则:

　　(1) 早餐一定要吃好:经过了一夜,胆汁的黏稠度很高,优质的早餐可以促进胆汁顺利排出。

　　(2) 少吃多餐,不宜过饱:少量多次,可反复刺激胆囊收缩,促进胆汁引流。

　　(3) 在食物品种的选择上:需要遵循低脂、低胆固醇的原则。限制动物性脂肪和高胆固醇食物的摄入,如肥肉、动物脑、内脏、咸鸭蛋、鱿鱼、蟹黄等。

　　(4) 多吃新鲜的蔬菜和瓜果:可切碎、煮软,使膳食纤维软化。

　　(5) 多饮水:以利于胆汁稀释,每日少量多次饮水。

5. 3个老人中就有1个营养不良吗

在人们的印象中,营养不良是缺吃少穿的年代才会发生的,其实营养不良是描述健康状况的用语,摄入不足、吸收不良或过度损耗营养素都会造成营养不良,暴饮暴食或过度摄入某种营养素而造成的营养过剩也属于营养不良。

在临床上所说的营养不良一般是指蛋白质和／或能量供给不足,不能满足机体维持正常的生理功能时发生的蛋白质 - 能量营养不良。老年人由于生理功能的减退,比年轻人更容易发生营养不良。基于全国的一项调查研究显示,社区老年人营养不良比例达到30%,也就是说,3个人里面就有1个人存在营养不良风险,可见我国老年人营养不良问题突出。引起老年人营养不良的原因很多,除了消化吸收功能差、味觉嗅觉下降、唾液分泌减少等生理改变以外,独居、长期单独进食、忌口太多、情绪低落等也会增加营养不良发生的风险。可以通过一些现象初步判断老年人是否有营养不良,比如衣裤变松,一向胃口好的老人突然变得挑食了,伤口不容易愈合,感觉疲劳和乏力等,初期这些变化都不容易被发现和重视。

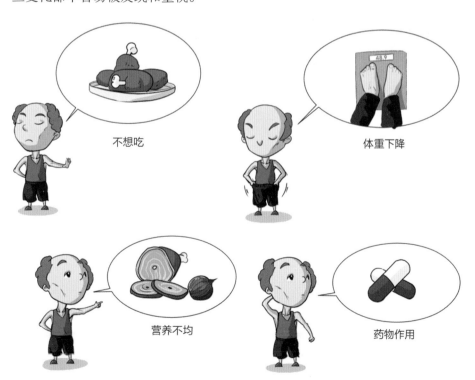

6. 自查是否有营养不良

要想早期发现营养不良，要学会营养状况的自检：

（1）从饮食方面看是否有营养摄入不足：每天是否吃到 3~4 个拳头大小的主食，2~3 个鸡蛋大小的蛋白质类食物，半斤果蔬，4 杯以上液体，比如水、茶、果汁或牛奶。

（2）定期称量体重：注意体重是否有变化，如果非自愿，近 3 个月内体重丢失超过 5%，6 个月内体重丢失超过 10%，就需引起重视。如不方便测量体重时，可以观察眼眶有无凹陷，眉弓是否突出，拇指和食指对捏，观察虎口处是否凹陷等。

如出现以上情况应主动去体检或营养咨询，老年人营养不良应早期预防、早期干预。除了饮食上，保证食物的质和量以外，良好的就餐环境也是非常重要的。家人应多陪伴老人一起进食，能够让老人享受家庭的喜悦氛围和亲情快乐。独居、孤寡老人可以选择集体食堂用餐，增加可选择食物的品种，促进食欲。

三、当心贫血

目前，老年性贫血已成为一个全球化问题，第三次《美国国家健康与营养》的调查结果显示，65 岁以上的老年人贫血发生率男性达到 11%，女性达到 10%。在我国，老年性贫血发病率不断上升，老年性贫血会对心血管系统、神经系统和消化系统造成危害，已成为影响老年人生活质量和预期寿命的重要因素。所以，老人要特别重视预防贫血，做到早发现早干预，拒当贫血老人。

老年性贫血是指老年人外周血液在单位体积中的血红蛋白浓度和红细胞计数低于正常范围下限。贫血不是一种疾病，而是多种疾病引发的一种临床症状。65 岁以上老年人贫血标准为男性血红蛋白低于 120 克／升，女性血红蛋白低于 110 克／升。

1. 贫血的原因有哪些

贫血的原因是多方面的，老年性贫血可能是一种或多种原因共同作用的结果：

（1）造血功能低下：随着年龄的增长，老年人器官功能下降，骨髓的造血功能衰退。

（2）老年人缺乏运动，食欲、消化、吸收功能降低，对造血原料的吸收减少。

（3）多种疾病均可造成贫血：如慢性肾脏疾病、中晚期癌症、风湿病、白血病、消化性溃疡、大肠癌等，均可引发贫血。

（4）胃酸缺乏：许多老年人胃酸分泌减少，阻碍铁的吸收。

（5）蛋白质摄入不足：老年人往往自我限制饮食，导致摄入蛋白质的数量和质量不高，可造成贫血。

（6）其他：老年人贫血还与体内蛋白质合成率降低，维生素 B_{12}、维生素 B_6 及叶酸等营养素摄入量不足，饮茶过浓等因素有关。

2. 您有贫血吗

很多人都不知道自己有贫血，等到突发疾病晕厥时才知道自己贫血很严重了。当您身体出现以下症状时说明您可能存在贫血了：

（1）心悸：有贫血症的人心血管系统会出现一些症状，其中最常见的是心脏有隐隐的痛感，这就是人们所说的心悸。在贫血情况还不严重的时候，只会间歇性地出现心悸，但如果放任不管，贫血越来越严重之后，心脏受到的压力会加大而出现心绞痛和心力衰竭。

（2）中枢神经系统障碍：出现头昏、头痛、乏力、失眠、眼花和注意力不集中等情况，严重时甚至出现昏厥和神志不清。

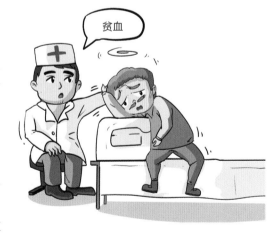

（3）全身疲劳：如果经常出现浑身无力，喜欢睡觉，动不动就感觉疲劳，这也意味着有贫血倾向，如果在一段时间内发现自己有以上的情况，可以到医院做个血常规检查。

（4）皮肤苍白：一个人的皮肤特别苍白，看起来没有血色，眼睑苍白，嘴唇色淡，手掌、指甲泛白，手脚冰冷感，则说明这个人可能有严重的贫血症，应尽快就医治疗。

3. 患了贫血该怎么办

贫血的原因不同,采取的治疗措施也不一样,出现贫血后,需查明原因后再进行治疗。轻度贫血,一般不需要输血,但对于重度的贫血,比如老年人血红蛋白小于80克/升时就可以对症进行输血治疗。作为老年人中最常见的缺铁性贫血,除一日三餐食物多样、均衡营养外,还可通过食用含铁丰富的食物改善,如通过饮食仍无法改善,需就医后,根据医生指导,服用补铁制剂治疗;对于溶血性贫血,除输血外,还可利用激素治疗自身免疫性溶血性贫血;又如因血液系统恶性肿瘤导致的贫血,可以采用化疗或者是骨髓移植来治疗,这样,治疗原发性疾病的同时,贫血也能得到改善。总之,发现贫血应及早治疗,以免发生意外。

4. 缺铁性贫血患者应该如何选择食物

多吃含铁、维生素C和蛋白质丰富的食物,可使贫血发病率降低。富含铁的食物来源分动物性食物和植物性食物,动物性食物有动物内脏、动物血、瘦肉、蛋黄、鱼类、牛肉等,植物性食物有海带、油菜、苋菜、胡萝卜、菠菜、黄豆、苜蓿、黑木耳等。

维生素C可促进铁的吸收,所以,在食用含铁丰富的食物同时,最好搭配一些富含维生素C的食物,如杏、枣、草莓、樱桃、桑椹、橙子、猕猴桃等。

需要注意的是,有些食物会抑制铁的吸收。如大蒜有很多挥发性的物质,

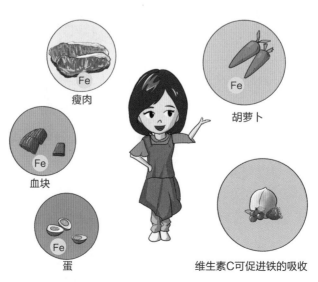

瘦肉

胡萝卜

血块

蛋

维生素C可促进铁的吸收

能降低胃酸的分泌,影响铁的吸收;咖啡里的多酚与铁结合影响铁的吸收;浓茶里的鞣酸会和铁结合形成不易溶解的鞣酸铁;植物类食物中的植酸盐、草酸盐、鞣酸等会降低食物中铁的吸收。

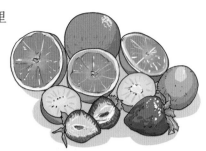

5. 全素饮食或致贫血

血液的重要组成部分是铁和蛋白质,很多老年人吃得非常素,甚至有的老年人完全不吃肉类,连蛋、奶都不吃,这样特别容易出现贫血。因为食物来源的铁可以分为血红素铁和非血红素铁,我国居民以植物性膳食结构为主,85% 以上的铁摄入来自植物性食物,而植物性食物中的铁为非血红素铁,非血红素铁的吸收率较低,一般为 3%~5%,不超过 10%,而动物来源的铁吸收率一般在 20% 左右。全素饮食缺乏优质铁和蛋白质,不利于老人预防贫血。

6. 吃菠菜真的能补铁吗

菠菜富含铁,每 100 克菠菜(我国)含铁 2.9 毫克。中国营养学会建议的每日铁摄入量为:成年男子 12 毫克,成年女子 20 毫克。但是补铁,不仅看铁含量,还要看铁的吸收率,菠菜中的铁是非血红素铁,利用率很低,想单单靠吃菠菜来满足人体对铁的需要并不可靠。此外,菠菜中含有大量的草酸,草酸可以与多种矿物质结合,从而影响铁吸收。在叶类菜中,菠菜的 β- 胡萝卜素、

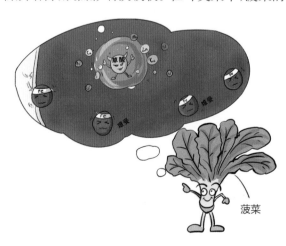

菠菜

叶酸、维生素 K 和钾含量实属佼佼者。为了减少草酸对铁吸收的影响，可以焯水后食用。

四、人到老年怕衰弱

随着全球老年人口的不断增加，身体衰弱患者也随之增多，预计在未来的几十年内衰弱人群的数量会成倍增长。为了防止衰弱给老年机体带来如生理功能减退、肌肉力量减少、步行速度降低、慢性病多发等不良后果，及早发现并尽快预防干预非常关键。

1. 什么是衰弱

衰弱是指因老年个体生理储备功能和体力活动下降，脆性增加，导致个体抗应激能力减退。外界较小的刺激就可能引起跌倒、意识障碍、诱发慢性病急性发作，甚至死亡等严重的后果。

2. 老年衰弱如何早知道

当出现这些表现时，说明开始衰弱了：

（1）临床症状：体重下降；活动能力减退，活动量减少；厌食、进食减少；多病共存，多用药史以及住院史。

（2）体征：肌肉质量下降、骨量减少、步速减慢、平衡差、失用性肌萎缩、营养不良。

（3）认知问题：记忆力下降、出现幻觉、抑郁、痴呆。

（4）社会支持：与外界联系减少，获得的社会支持较少。

（5）辅助检查：血循环中反应蛋白升高，炎性细胞因子水平升高，与自身免疫病无关的自身抗体水平升高。

目前，判定衰弱广泛应用的标准有下列 5 条：不明原因的体重下降、肌力减退（握力下降）、低体力活动、运动减慢（行走时间加长）和疲乏。符合 3 项者，可诊断处于衰弱期；符合 1~2 项者，为衰弱前期；符合 0 项者，为无衰弱健康老人(详见下表)。

1. 1 年内体重下降大于 3 公斤或 5%	在没有节食、锻炼或外科手术干预的情况下体重减轻
2. 自我感觉疲劳:上 1 周内超过 3 天有右侧两种表现	(1) 做任何事都觉得费劲 (2) 缺乏干劲
3. 握力下降(千克):取决于性别及 BMI [体质指数,计算公式为:体重(千克)/ 身高的平方值(米²)]	男性: BMI≤24.0 时,握力≤29 千克; BMI 为 24.1~28.0 时,握力≤30 千克; BMI>28.0 时,握力≤32 千克; 女性: BMI≤23.0 时,握力≤17 千克; BMI 为 23.1~26.0 时,握力≤17.3 千克; BMI 为 26.1~29.0 时,握力≤18 千克; BMI>29.0 时,握力≤21 千克。
4. 躯体功能下降:行走速度下降(步行 4.57 米花费的时间)	男性身高≤173 厘米,用时≥7 秒; 男性身高 >173 厘米,用时≥6 秒; 女性身高≤159 厘米,用时≥7 秒; 女性身高 >159 厘米,用时≥6 秒。
5. 躯体活动量降低:体力活动下降	男性 <383 千卡 / 周(约散步 2.5 小时消耗能量) 女性 <270 千卡 / 周(约散步 2 小时消耗能量)

注:散步 60 分钟约消耗 150kcal 能量

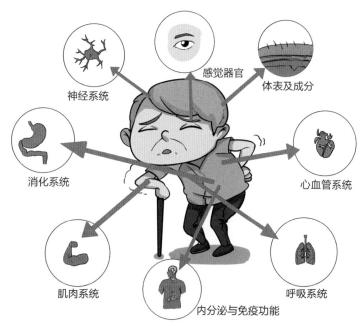

3. 老年衰弱能预防吗

老年衰弱可以通过早期识别和调整生活方式来预防,一般分为四个方面:

(1)积极筛查与评估:在衰弱尚未到来之前,先关注潜在的可治疗的次发病因,如高血压、糖尿病、慢性阻塞性肺疾病等。

(2)合理饮食与补充营养:就像建造房子一样,饮食就是打地基,合理饮食是物质基础,对改善老年人的营养状况、增强抵抗力、预防疾病、提高生活质量等具有重要作用。

(3)体育锻炼与运动:适当运动可预防因久坐、体重减轻、肌力下降而导致的机体衰弱。可进行有氧、力量、柔韧性和平衡训练等,有助于老年人群平稳步态,减少跌倒造成失能,增进骨密度与体适能力,从中获益。

(4)认知训练与心理咨询:辅助认知训练,可有效维持其认知功能,预防脑部的老化。

4. 吃好也能预防老年衰弱吗

合理营养能够帮助老年人更好地适应身体功能的改变,合理膳食、均衡营养能减少和延缓疾病的发生和发展,延长健康生命时间。

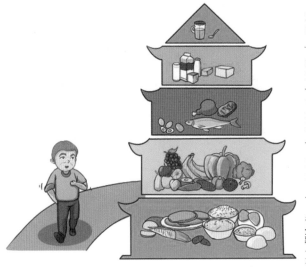

盐	<6克
油	25~30克
奶及奶制品	300克
大豆及坚果类	25~35克
畜禽肉	40~75克
水产品	40~75克
蛋 类	40~75克
蔬菜类	300~500克
水果类	200~350克
谷薯类	250~400克
全谷物和杂豆	50~150克
薯类	50~100克
水	1 500~1 700毫升

（1）能量：由于年龄增加、身体活动量减少等原因，老年人基础代谢率下降，体内脂肪比例增加，因此不需要过多的热能供应。通常每日总热量在1 500~2 000千卡（1千卡＝4.184千焦）即可满足机体需要。

（2）蛋白质：身体衰弱人群以分解代谢为主，因此需要补充较为丰富且优质的蛋白质。蛋奶类、鱼虾类、豆类等食物是优质蛋白质的主要来源。若出现疲倦、烦躁、性情改变、体重减轻、抵抗力减弱、伤口愈合迟缓等症状，需警惕，这是蛋白质缺乏的早期表现。需注意，如有肝肾疾病时应限制蛋白质摄入量。

（3）维生素：老年人补充维生素A可以防治老花眼、夜盲症等。多补充维生素E，能增强体内抗氧化能力，延缓衰老，防治冠心病、动脉粥样硬化等病症。

（4）矿物质：

1）钙：老年人合成维生素D_3的能力减弱，对钙的吸收能力下降，饮食摄入钙不足，故血钙偏低；体力活动减少又降低了骨骼钙的沉积，普遍发生骨质疏松症。如果老年人平时多吃牛奶、豆类、海带、紫菜、芝麻酱等食物，能补充钙质，强健骨骼和牙齿。

2）锌：能维持机体免疫力，对预防癌症及免疫缺陷疾病有作用；可适当多食用肝脏、贝壳鱼类、牡蛎、瘦肉、粗粮、坚果等食物。

3）硒：硒作为一种抗氧化剂，不仅对维持心肌功能及提高机体抗氧化能力有一定作用，还具有保护视网膜和提高视力的功效，能有效防治白内障，老年人应注意补充，可多食用蘑菇、大蒜、腰果、鱼虾等富含硒的食物。

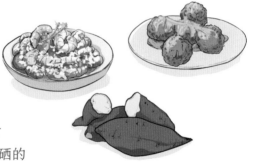

5. 吃得不够，合理利用营养强化食品

老年衰弱人群由于生理功能减退、各系统功能下降、慢性疾病等因素导致饮食摄入不足或机体消耗增加，容易出现多种营养素的缺乏，尤其是钙、维生素D、铁、优质蛋白等，从而导致贫血、体重过低、低蛋白血症、肌肉减少症等发病风险增加。合理利用营养强化食品或营养素补充剂来弥补膳食摄入的不足

是改善营养的重要措施。

营养素补充剂有单一或多种维生素和矿物质,此类补充剂一般药店即可购买,还有一种补充剂称为特殊医学用途配方食品,它可帮助虚弱患者补充能量及各类营养素,调节免疫,增加抵抗力,但此类产品须在医生指导下使用。

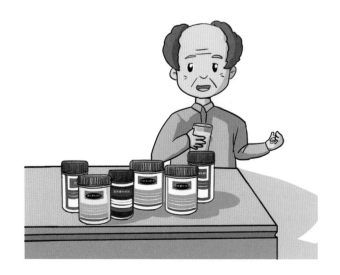

6. 老年衰弱者如何选择运动

根据老年人群身体衰弱的生理特点,推荐的运动如下:

(1)抗阻运动:哑铃、杠铃、弹力带等器械锻炼可增加骨骼肌量以及肌力,减少内脏脂肪,降低肥胖和心血管疾病的风险,且研究提示,抗阻运动即使在超高龄人群中也是安全有效的。

(2)有氧运动:步行、爬山、跑步、游泳、门球等运动,运动时间超过30分钟,可改善体能状况,增加握力,减少多重用药,且对平衡力以及身体柔韧度也有一定的改善。其中,步行或慢跑因其安全、简单且锻炼强度容易控制,不受场地限制的特点,成为最常见的运动方式。

对于衰弱老年人,运动强度应从低强度过度至中等强度,逐渐达到高度运动。建议老年人每天进行中高强度的有氧运动,每周增加抗阻运动2~3天。

7. 老年衰弱与肌肉衰减有关吗

肌肉衰减综合征是与年龄增加相关的骨骼肌量减少并伴有肌肉力量和/

或肌肉功能减退的综合征,衰弱的老年人群易发生肌肉衰减,肌肉衰减又会导致或加重身体衰弱。据研究,一般50岁以后,骨骼肌量平均每年减少1%~2%,60岁以上慢性肌肉丢失约30%,80岁以上约丢失50%,而肌肉减少30%将影响肌肉的正常功能,导致走路不稳、行走困难,甚至跌倒,导致骨折。一旦骨折,长期卧床又会加重肌肉流失、骨量下降,严重影响老年人生活质量。吃动结合、保持健康体重是延缓老年衰弱进度的重要方法。

五、钙,究竟该不该补

钙是人体内含量最为丰富的矿物质,从孩提时代到老年时代,钙对人的每个成长阶段都至关重要。随着年龄的增长,人体对钙的吸收能力下降,骨质的破坏速度大于形成的速度,所以老年人骨钙流失,骨头变脆,容易骨折。因此,老年人应尽早关注骨钙流失问题,预防骨质疏松。

1. 为什么老人会流失骨钙

人到了老年以后,肠胃功能有所降低,胃酸分泌减少,活性维生素D的合成在下降,所以导致一方面老年人肠道对钙的吸收量明显在减少,另一方面,老年人排出的钙在增加,从而导致骨量不断减少,引起骨钙流失。

2. 骨钙流失给我们带来什么

患有骨钙流失、骨质疏松的老人更容易发生摔倒、病理性骨折的意外,表现为全身骨痛、乏力,严重的甚至会卧床不起、瘫痪,影响老年人的生活质量。

3. 怎么吃可以预防骨钙流失

老年人要适量多吃含钙丰富的食物,合理补钙,预防骨钙流失。在日常生活中,要多吃牛奶、豆奶、大豆制品、鱼、虾、贝类、虾皮等,蔬菜中的白菜、花椰菜、芹菜、甘蓝、油菜、韭菜、紫菜等含钙较多,水果中柠檬、枇杷等含钙也比较多。

4. 运动也可以预防骨钙流失吗

散步、慢跑、太极、跳舞、爬楼梯等运动可以刺激骨骼的生长,预防并缓解骨钙流失。如果健康许可,还可以做一些较难一点的运动,如跳跃、网球、足球等,但要切记根据自身的体质状况,量力而行,适合自己的就是有效的。

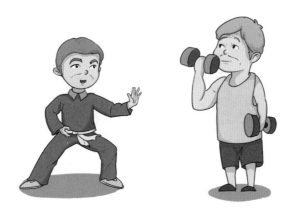

5. 怎样实时了解骨钙流失情况

对老年人来说,最简单实用的骨钙监测方法就是超声骨强度仪检测,此方

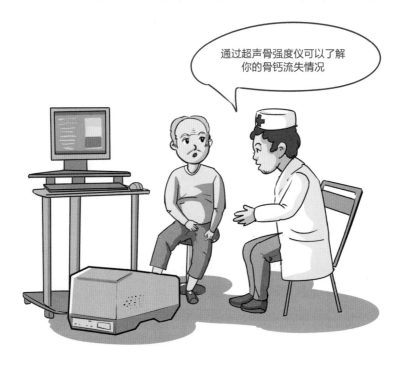

通过超声骨强度仪可以了解你的骨钙流失情况

法完全无创,主要测量部位为脚跟或者手指,操作简单、时间短、价格便宜,便于老年人实时了解自己的骨钙流失情况。

6. 钙,该如何去补

老年人在确认缺钙的情况下,从高钙食物中补钙比较安全,如果确实缺钙严重,可以根据医生的医嘱适量补充钙制剂。另外,在补钙的时候一定要注意,不能单纯补钙,要同时补充维生素 D,并且要多晒太阳,这是促进钙吸收的"黄金搭档"。还要多吃新鲜水果蔬菜,少喝酒和咖啡。此外,补钙的同时要注意不能过多地摄入蛋白质、糖、盐,这些物质会影响钙质的吸收,增加钙的流失。

六、老年人该怎样运动

运动是老年人比较好的养生方法,老年人积极参加体育锻炼,不仅可以获得身体健康,而且可以保持年轻的心态,总的来说,是利远远大于弊。当然,老年人参加体育锻炼时一定要根据自身的体能情况,适可而止,不能逞强。运动的同时要注重营养素的合理补充,加强运动前、运动中、运动后有针对性的营养管理,避免营养素过多消耗而诱发疾病。

1. 老年人适合什么样的运动

一般来说,老年人不适合剧烈运动。适合老年人的运动有散步、慢跑、广场舞、太极等有氧运动。这些运动相对简单易行,可以增强老年人的心肺功能,给老年人的身体提供更为充足的氧气,促进血液循环,强身健体。另外,老年人在身体许可的情况下,也可以进行适度的力量练习,比如提重物等,增加肌肉的力量,改善肌肉的功能,防止肌肉流失。

2. 老年人运动时应该注意什么

老年人运动时一定要注意"量力而行""循序渐进",适合自己的运动才

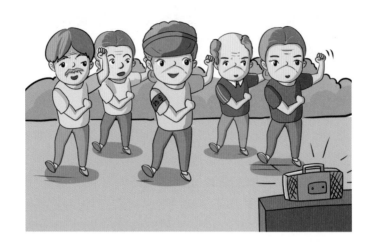

是有效的运动。运动时应注意:①一些患有慢性疾病的老年人,在开展任何类型的运动之前要先咨询医生,看自己是否适合此类运动。②运动时一定要穿合身的运动服和运动鞋,注意防滑,注意运动频率。③在运动过程中,要加强对心率、血压等指标的监控,以防在运动中发生意外,避免发生过度疲劳与运动损伤。④老年人运动时最好有个伴,群体体育锻炼的方式更加容易坚持,也更加安全。现在,社会体育指导员已经走进乡镇街道,老年人可以在社会体育指导员的指导下,根据适合自己的运动处方开展运动,那可以起到"事半功倍"的运动效果。

3. 老年人运动前的饮食应该如何注意

老年人运动要注意把握时间点,空腹不适宜运动,容易引发低血糖,时间长了还会降低红细胞寿命、影响免疫力。有的老人喜欢晨练,一定要记得,晨练不要太早,晨练之前要吃一点易消化、柔软、温热的食物,如粥、软面包、热牛奶、热豆浆、鸡蛋、馒头等,因为经过一夜的消化,腹中已空,这时候再去晨练,特别容易头晕、心悸、腿软等,成为锻炼的安全隐患。当然,也不能吃太饱,刚吃饱,不能立刻运动,因为对胃肠道的压力比较大,容易诱发胃肠道疾病,加重心脏的负担,吃饱后要休息半个小时至 1 个小时后再进行运动。一般来说,9:00~10:00 或 16:00~20:00 是适宜的锻炼时间。

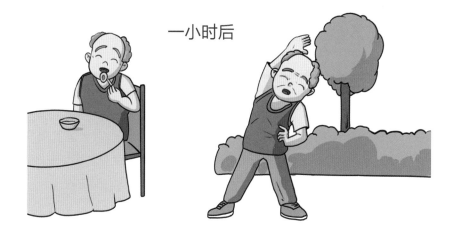

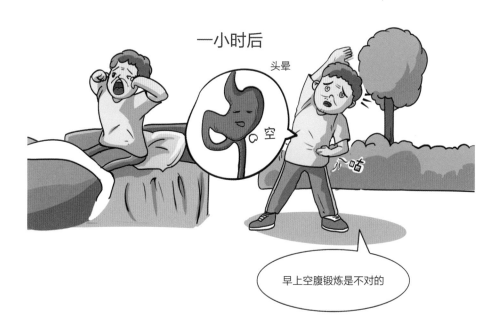

4. 老年人运动中应怎样喝水

老年人在运动过程中要注意适量补水,遵循"少量多次,温度适宜"的原则,千万不要喝冰水,以免造成对胃肠道的刺激。老年人一般运动量不大,可在运动前喝 100~200 毫升水;如果运动中出汗量多,持续时间长,可以每隔 20 分钟再补液 100 毫升左右。

5. 老年人运动后应如何补水

运动后的营养补充要及时而且要有针对性,夏季因为运动后会大量流汗,因此除了补水,还需额外补充无机盐,比较简单的方法就是喝一些淡盐水,吃一点香蕉,防止大量无机盐流失引起抽搐。老年人如果运动强度不是特别大,运动后只需要平衡饮食即可,不需要特别的补充。如果运动量比较大的话,运动后要即刻补充运动饮料或者糖水,补充时间越早越好,同时餐食中还要增加一些碳水化合物及优质蛋白的食用量,加速运动疲劳的恢复,防止运动损伤的产生。

七、越来越瘦也可能是病

俗话说,千金难买老来瘦。很多人对此都深信不疑,认为步入老年后,如果轻了、瘦了,"三高"也会没了,认为瘦是健康的象征,实际上这是一个误区。如果发现自己逐渐消瘦、容易跌倒、力量越来越小、灵活度越来越差,那就要小心,你可能得了肌肉衰减症。

1. 什么是肌肉衰减症

肌肉衰减症是指进行性、广泛性的骨骼肌质量及力量下降,以及由此导致的身体残疾、生活质量下降及死亡等不良后果的综合征。肌肉是人类在老化过程中质量丧失最多的部分。肌肉衰减症在 60~70 岁老年人群中发病率为 5%~13%,80 岁以上为 11%~50%。研究发现,肌肉衰减症通常是衰老和疾病共同作用的生理改变。年龄增长、低水平的体力活动、营养不良以及一些疾病状态都是肌肉衰减症的致病原因。此外,肌肉衰减症可能还与性别、人种等有关。

判断老年人是否得了肌肉衰减症,需要由专业医生通过人体成分分析仪、握力器等测量工具,并结合老年人的活动能力改变来判断。

2. 肌肉衰减症会造成哪些危害

(1)骨骼肌是人体最主要的运动器官,同时也是人体力量的来源,没有骨骼肌的帮助,人就跳不了广场舞、跑不了步、登不了山、提不了重物、干不了活。

(2) 骨骼肌起到存储机体蛋白质的作用,在蛋白质摄入不足时,可分解产生人体必需的氨基酸,供机体使用合成其他物质成分,还会让人免受营养不良的威胁。

(3) 骨骼肌还能起到代谢葡萄糖的作用,维持机体血糖稳定。

因此,当骨骼肌减少时,自然就会使这些功能受损,进而导致活动减少,生活能力下降,更容易摔倒,增加致残率、住院率和死亡率。更通俗地讲,患有肌肉衰减症的老人就像"纸糊的船",看起来似乎没有什么问题,但应对各种应激(如感染、手术、急性病)的能力很差,进而产生一系列不良事件。

3. 吃对了,可以预防肌肉衰减症吗

膳食因素是导致肌肉衰减症发生的主要因素,主要有:蛋白质数量和比例不合理,能量摄入不足,抗氧化物摄入不足,维生素 D 缺乏等。要防治肌肉衰减症,就要改善营养。

(1) 蛋白质:老年人蛋白质摄入不足,将导致肌肉质量和力量明显下降,食物蛋白质能促进肌肉蛋白质的合成,特别是富含亮氨酸等支链氨基酸的优质蛋白质如乳清蛋白及其他动物蛋白。老年人蛋白质推荐摄入量是每天1.0~1.5 克 / 千克体重,优质蛋白比例最好能达到 50%。富含优质蛋白的食物主要有牛奶、鸡蛋、瘦肉、禽类、鱼虾和大豆制品等。

(2) 脂肪酸:在控制总脂肪摄入量的前提下,增加 ω-3 多不饱和脂肪酸的摄入有助于促进肌肉蛋白质的合成。富含 ω-3 多不饱和脂肪酸的食物有深海鱼、深海鱼油等。

(3) 维生素 D:维生素 D 缺乏与老年人活动能力下降和跌倒、骨折风险增加有关。血清 25-(OH)D 浓度达到 50 毫摩尔 / 升反映其骨骼健康状况良好。建议检测老年人体内维生素 D 的水平,当血清 25-(OH)D 低于正常值范围时,应予补充,可以增加骨骼肌力量、改善活动能力。富含维生素 D 的食物有深海鱼、鱼油、动物肝脏、牛奶、蛋黄等。同时,老年人要积极参加户外活动,因为适当紫外线照射有利于体内维生素 D 合成,延缓骨质疏松和肌肉衰减的发展。

(4) 抗氧化营养素:增加深色蔬菜和水果以及豆类等富含抗氧化营养素食物的摄入。适当补充含多种抗氧化营养素(维生素 C、维生素 E、类胡萝卜素、

硒)的膳食补充剂,以减少肌肉有关的氧化应激损伤。

4. 口服营养补充剂可预防肌肉衰减症吗

口服营养补充剂有助于预防老年人的肌肉衰减和改善肌肉衰减综合征患者的肌肉量、强度和身体成分。老年人可以在临床营养师的帮助下有选择地使用口服营养补充剂,以此来全面补充老年人所需的能量和各种营养素,改善肌肉强度和质量,使"瘦老人"增强抵抗力。可以在每天餐间/时或锻炼后额外补充 2 次营养制剂,每次摄入 15~20 克富含必需氨基酸或支链氨基酸的蛋白质及 200 千卡左右能量。市面上蛋白补充剂主要有大豆蛋白和乳清蛋白两大类,这两类蛋白均具有良好的促进骨骼肌合成的作用,其中乳清蛋白的作用更显著。

5. 运动能减缓肌肉衰减吗

缺少体力活动的老年人可能骨骼肌肉质量和力量降低,患肌少症的风险更大。老年人运动量应根据自己的体能和健康状况随时调整,量力而行,循序渐进。一般每天户外锻炼 1~2 次,每次 30~60 分钟,以轻度的有氧运动(慢走、散步、太极拳等)为主;身体素质较强者可适当提高运动强度,如快走、跳广场舞、参加各种球类运动等。活动量均以轻微出汗为度;或每天活动折合至少6 000 步。每次运动强度不要过大,持续时间不要过长,可以分多次运动,每次不低于 10 分钟,要有准备和整理活动。如条件许可,还可以进行拉弹力带、举沙袋、举哑铃等抗阻运动 20~30 分钟,每周 3 次以上。进行活动时应动作舒缓,避免碰伤、跌倒等意外事件发生。

八、告别便秘,肠年轻才能常年轻

便秘是一个看似简单但实际上比较复杂的问题。据估计半数以上的人群曾受到过便秘的困扰,特别是老年人、孕妇、儿童和节食减肥者。许多人对待便秘听之任之,不去处理,最后可能会发生痔疮、肛裂、胃肠功能紊乱和直肠炎症,甚至可发生结肠癌、老年痴呆等;而有些人一旦便秘就随意地用泻剂来解决,结果造成恶性循环。所以,正确认识并科学对待便秘,是非常必要的。

1. 你真的便秘吗

很多人对排便有误解,觉得应该每天都有大便,1 天没解就觉得自己是便秘了,而且还特别焦虑、纠结。实际上,便秘本身不是一种独立的疾病,而是由多种疾病在消化道表现出来的一种症状。一般来说,自然便次少且每周排便少于 3 次、粪便量少、粪便干硬且排便困难即可视为便秘。

通常,人每天排便约 250~500 克;习惯因人而异,绝大多数人 1~2 次 / 天,或者虚弱老人 1 次 /1~2 天,排出的大便是香蕉型的或者是柔软的块状。排便次数少的时候可能会出现腊肠型的大便,排便次数稍多的时候可能是糊状便。

健康的粪便

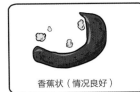

香蕉状（情况良好）

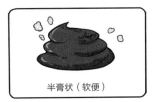

半膏状（软便）

肠胃功能紊乱

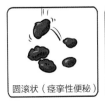

圆滚状（痉挛性便秘）

坚硬状（迟缓性便秘）

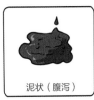

泥状（腹泻）

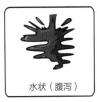

水状（腹泻）

慢性便秘发生率随年龄的增长有上升的趋势,70 岁以上便秘比例达到了 10%,是中青年人的 6~7 倍;便秘发生率还与性别相关,女性的发生率是男性的 2~4 倍。

便秘的诊断需要符合以下三点中的两个方面:①排便的频率减少,每周排便小于 3 次;②大便含水量减少,干硬,羊粪样;③排便困难、费时费力、排便不尽感。

2. 为什么会便秘

引起便秘的因素有很多,其中常见的有器质性因素、功能性因素。因此,便秘分两种,一种叫器质性便秘,一种叫功能性便秘。

器质性便秘就是指通过目前的检查可以发现合并某些疾病,便秘只是这些疾病的一个表现或者是并发症,多见于:①结肠、直肠和肛门疾患,如结肠直肠癌;②内分泌代谢性疾病:糖尿病、甲减、低钾血症、高钙血症;③肠道平滑肌病变:先天性巨结肠;④神经系统病变:脊柱损伤、马尾肿瘤、帕金森病、脑卒中等。所以并不是只有肠道本身的疾病会引起便秘,全身性的疾病同样也可以。目前因便秘做的检查,如 CT、肠镜等均是为了发现器质性疾病。

功能性便秘多见于排便动力缺乏、结肠痉挛、直肠排便反射迟钝或丧失。排便就像挤牙膏,如果肠道蠕动力量不够,或者蠕动不协调,就不能够很好地把大便往前推送,大便在结肠里停留久了,水分就会被充分吸收,造成大便干硬。直肠排便反射迟钝,也就是说大便在直肠肛门口了,却也没有便意,或者排便时盆底肌肉力量不够,不能把大便排出体外。

3. 便秘有什么危害

便秘最大的危害是诱发心脑血管意外,比如心梗、脑卒中、脑出血等,多见于伴随有高血压、动脉硬化和冠心病等疾病的老年便秘人群。

患有高血压、脑动脉硬化又经常便秘的人,如果排便时用力过猛,会使全身肌肉紧张、血管收缩,从而导致血压骤升;同时由于排便时用力,患者胸腔和腹腔的压力也会增大,致使血液冲至脑内血管,造成颅内压力剧增,导致脑血管破裂而发生脑出血。另外,便秘人群排便十分费力,若突然用力,还会因腹压增高、精神紧张,氧气消耗增多使机体出现应激反应,引起心肌暂时性缺血,导致心律失常或心肌梗死,甚至猝死。

长期便秘危害众多,若处理不好会出现肠梗阻,导致痔疮、肛裂和结直肠癌等。这是因为粪便长时间停留在肠道,导致粪便中的水分被吸收,使得粪便越来越干硬,形成“粪石”。年老体弱者的肠道蠕动功能弱,容易发生便秘,更容易形成粪石。如果粪石长时间积存在肠腔,容易引起堵塞,造成急性或慢性肠梗阻。长期便秘者在排便时要使劲屏气,过于用力使肛管黏膜向外突出,肛门周围血管压力增加,静脉回流不畅,久而久之形成痔疮和痔疮出血;坚硬的粪便划破肛门管,形成溃疡与创口,就会形成肛裂,甚至引起大出血。

4. 便秘了需要去看医生吗

具有通便作用的中药、中成药、润肠茶中大都含有泻药,如大黄、番泻叶、芦荟等,自行滥用泻药、通便药,不仅缓解不了便秘,还会发展成顽固性、难治性便秘,诱发结肠黑变病、结肠息肉等,增加癌变风险。

因此,当身体因便秘出现报警症状的时候,必须立即去医院。常见的报警症状有:

(1) 消化道出血:包括便血、黑便,还包括粪便隐血阳性。

(2) 贫血:消化道慢性失血导致的慢性贫血。

(3) 腹痛:不管是否与排便相关。

(4) 腹部包块:自己能摸到腹部包块。

(5) 体重下降、乏力、食欲缺乏等。

(6) 大便形状跟以前相比有变化:比如大便变细,以前是便秘,现在出现了腹泻;或者以前是腹泻,现在突然出现了便秘。

除了报警症状之外,还有就是通过生活方式调整后仍然有严重便秘的,或者便秘严重影响生活时也应该到医院就诊。

5. 老人如何防治便秘

便秘是影响老年人生活最常见的问题,防治便秘最有效的方法就是长期坚持良好的生活习惯,因此建议读者做到以下几点:

(1) 常喝水,不能等口渴了才喝水。

(2) 如果牙齿松动,食物尽量切碎一点再煮,要避免大块及油炸酥脆的食物。将蔬菜切碎,做成水饺、蒸包,不但能将水分留住,蔬菜的纤维也变得更易吸收,还可加点肉末,营养更均衡。

(3) 尽量按照季节吃水果,水果榨汁吃时连水果渣一起吃,不但吃进纤维,还能补充维生素 C。每天吃的水果也不要太多,2 份一个拳头大小的水果足够。

(4) 适当运动:出门快走 30 分钟,参加广场舞等。如果不方便出门散步,要尽量少坐、少卧,每天甩手、踮脚、高抬腿、家务活等室内活动至少 30 分钟。

(5) 保持心情愉悦,不要独居,晚辈多陪伴老人。

（6）合理使用通便药，不要病急乱投医，需要在专业医生的指导下选择合适的泻药，如果自行去买药，选择了不合适的药，虽然可能解决一时的便秘，但可能会带来严重的不良反应。

6. 卧床老人如何预防便秘

老人因消化功能减退，每日进食量减少等原因，易发生肠内粪便容量不足，出现便秘。卧床老人因长期卧床，肠道缺乏动力更容易产生便秘，合理的饮食可预防老人便秘发生。

（1）多食富含纤维素的食物：对于进食量较少但肠道功能正常的老人，可增加富含不溶性膳食纤维的食物，如各种茎叶类蔬菜，以增加大便体积，刺激肠道蠕动。对于大便干燥引起的便秘，应多食用富含可溶性膳食纤维的食物，比如木耳、海带、魔芋等，可起到保持肠道水分，软化大便的作用。

（2）补充 B 族维生素及益生菌：便秘老人日常可吃一些粗粮，以保证 B 族维生素的摄入，还可适当补充益生菌，以调节肠道的正常菌群。但对于迟缓型便秘（肠平滑肌蠕动差）的老人，不宜进食大量膳食纤维，以免引起腹胀，甚至肠梗阻。

（3）坚持多喝水：养成定时喝水的习惯，每天应保证 6~7 杯水，可有效防治便秘。大便前饮水 500 毫升，并用下腹部环状按摩协助排便，在左腹部按摩，可促进降结肠上端粪便往下移动。

7. 防治便秘的食疗方

食疗方一：黑芝麻粥

配方：黑芝麻 30 克、粳米 100 克

制法用法：先将黑芝麻炒熟研碎，再与粳米一同煮成粥。每日 2 次，10 天为 1 个疗程。

方解：方中黑芝麻味甘性平，补肝肾，益精血，润肠燥；粳米润五脏。二味合用，可补肾润肠通便。适用于阴寒凝滞之便秘、腹中冷痛等症。

食疗方二：麻油拌菠菜

配方：新鲜菠菜 250 克、麻油 15 克

制法用法：先将新鲜菠菜用清水洗净，锅中加清水煮沸，放入食盐，再把菠

菜放入沸水中烫约 3 分钟取出,用刀切段,加入麻油拌匀即可。每日 2 次,10 天为 1 个疗程。

方解:方中菠菜止渴润肠,导便;麻油润肠通便。二味合用,增强润肠通便之功效。适用于燥热内结的便秘。

九、维持健康体重

随着年龄的增长,老年人的体重和体型发生变化。许多老人为了自身的健康,开始关注和控制自己的体重。保持适宜的体重对健康和长寿非常有意义。老年人的体型过于肥胖不利于健康,过于瘦弱也不是好事。体重过高,不仅影响外表,还会增加老年人患糖尿病、高血压、冠心病等疾病的风险;体重过轻则会导致营养不良率和过早死亡率的升高。

市面上的体重管理方法很多,但许多方法既没有科学依据,也不适合老年人的身体状况。老年人管理自己的体重需遵从专业医护人员或营养师的指导,从生活方式入手,通过均衡饮食和科学运动来有效调整体重。

1. 测测你的体重,到底是重了还是轻了

通常用 BMI(体质指数)进行肥胖程度的初步推断。BMI= 体重 / 身高 ^{2}(千克 / 米 ^{2}),反映人体的胖瘦和营养状况。中国成年人健康体重的 BMI 应保持在 18.5~24 千克 / 米 ^{2}。随着年龄的增长,老年人肌肉和骨量下降、脊椎弯曲变形、身高降低、脂肪量增加,造成 BMI 增大。同时由于老年人体质减弱,建议体重标准稍微高一点,更有利于抵抗疾病,但也需注意维持体重在一个合理稳定的范围内。建议老年人的 BMI 的适宜范围是 21.0~26.9 千克 / 米 ^{2}。

对老年人来说,健康体重除了 BMI(体质指数),还要结合内脏脂肪分布及肌肉量来综合判断。

2. 体重越高脂肪就越多吗

体重越高的人脂肪不一定越多。可以把人的体重分为脂肪体重和瘦体重,

体重相等

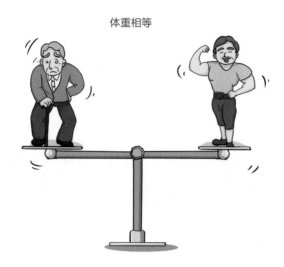

瘦体重又称去脂体重,主要包括肌肉、骨骼、内脏器官和其他非脂肪组织在内的体重。脂肪体重指身体内所有脂肪的重量,包括皮下脂肪和内脏脂肪。

体重高的人也可能是体内的瘦体重较高,脂肪比例较低。例如健身教练、运动员,他们的肌肉较为发达,导致体重可能超出正常体重的范围,但身体的脂肪含量仍在健康范围内,因此仍可判定为体重健康。

体重正常的人也有可能瘦体重比例较低,脂肪体重比例较高,这种情况在老年人群中相当普遍。可以使用体脂秤或者专业的人体成分分析设备测量自己的脂肪组织在身体中所占的比例,来帮助分析身体的健康程度。

3. 怎样去掉"将军肚"

"将军肚"看似神气富态,实际上是一种"危险肚"。"将军肚"又称为腹型肥胖或者中心型肥胖,是指脂肪过多堆积在腹部或腹腔内脏的肥胖。我国提出男性腰围≥90厘米,女性≥85厘米为成年人腹型肥胖。

高热量与高脂饮食、不良饮食习惯、久坐、缺乏运动、吸烟、饮酒、生活不规律等是发生腹型肥胖的重要危险因素。老年人如果想要预防和改善腹型肥胖,改变自身不良的生活方式是最有效的途径。

(1)饮食方面:在保证营养均衡的基础上减少总热量的摄入。主食粗细结合,增加薯类、杂豆类等杂粮在主食中的比例。这样既有利于减少能量摄入,也可补充精米精面中缺少的营养素。配菜荤素搭配均衡,多吃各类新鲜蔬果,

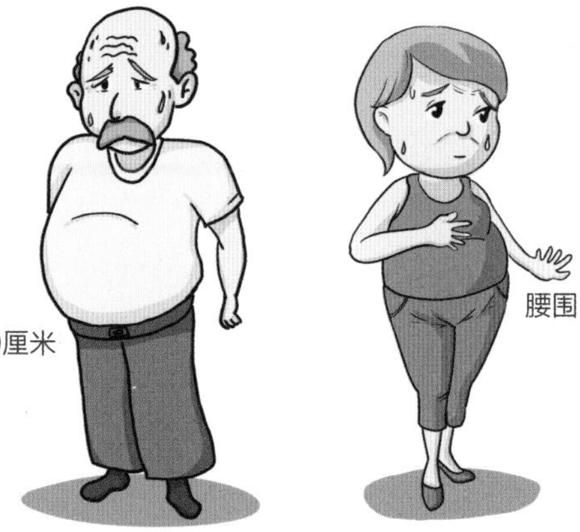
腰围≥90厘米
腰围≥85厘米

每天保证生重一斤以上的蔬菜、半斤左右的水果。荤类食物应适量，选择瘦肉、鱼虾、蛋、脱脂奶和豆制品等低脂高蛋白的食物作为优质蛋白的来源。

饮食顺序上可采用先汤后素菜再荤菜主食的进食方式；三餐定时定量，保持七分饱；烹饪饮食注意控盐限油限糖；减少在外就餐次数；学习看懂食品包装上的食品标签，避免食用各类高盐高糖高油的加工制品。

(2) 运动方面：每天适量增加身体活动量，促进体内多余的热量消耗。每周进行 5 天中等强度的身体活动，累计时间 150 分钟以上。运动方式可以多样结合，包括：①有氧运动，如快走、慢跑、游泳、自行车、家务活；②抗阻运动，如哑铃操、弹力带、健身器械；③柔韧性运动，如太极拳等。

4. 为何不能盲目减肥

老年人由于年龄的增长身体成分发生变化，体重健康的评判标准与年轻人不同，是否需要减肥应通过专业的评估。

市面上的减肥方法很多，如节食减肥、酵素减肥等，但这类方法并没有科学的依据，从长远角度看也不能达到减肥的效果。如果采用不合理的减肥方法，还有可能减少老年人宝贵的肌肉量，损害身体器官功能等。

老年人如果采取运动方式减肥，还应合理评估身体运动功能，切勿盲目锻炼，不合理的运动容易造成二次伤害。尤其一些老年人的骨骼、膝关节等存在问题，如采用不合适的运动，如登山、快跑等方式容易加重身体损伤。老年人应按照适合自己的运动标准、运动计划、运动量、运动项目进行锻炼，达到循序渐进减肥的目的。

5. 忽然暴瘦是祸是福

如果老年人在没有刻意减肥的情况下，短时间内发生身体暴瘦、体重骤减的情况，如 30 天内下降 5% 以上，或 6 个月内降低 10% 以上，需要引起家人和自己的高度警觉，及时到医院寻求医护人员帮助，进行全面的身体检查，以排查原因。如果还伴随有其他的症状表现，如尿多尿频、容易饥饿、食量变多等现象，有可能是糖尿病、甲亢、肿瘤等疾病发生的信号。

除了体重外，老年人及其家人多注意一些生活细节，也能发现身体的相关变化。如发现以前穿着合体的衣服突然变得宽松、腰带变松或感到鞋子肥大不合脚了，都不能马虎大意。

十、糖尿病患者该怎么吃

一说起糖尿病，普遍老年人都认为是"富贵病""营养过剩"，从不会把它跟营养不良相联系起来，认为根本不会营养不良，其实很多糖尿病患者都合并营养不良。首先，糖尿病本身就是营养不良的一个危险因素，容易导致全身的代谢紊乱和营养不良。再加上老年人本身消化吸收功能日益减退，老年糖尿病患者大多会合并口腔疾病、慢性肾病、慢性阻塞性肺病等其他一些也具有营养不良风险的疾病，所以糖尿病患者中因为饮食不当造成消瘦、营养不良、骨质疏松和微量元素缺乏的患者人数在不断增加。如果存在营养不良又会影响糖尿病患者的预后，所以老年糖尿病患者不仅要关注血糖是否达标，更要关注自身整体营养状况。制定科学合理的饮食治疗方案，保证基本热量摄入的前提下，合理的营养供给非常重要。

1. 老年糖尿病血糖监测的目标是多少

血糖监测可以更好地掌控糖尿病患者的血糖变化，对生活方式、运动、饮食以及合理用药都具有重要的指导意义，老年糖尿病患者一定要做好血糖的监测。目前，通过指尖采血的快速血糖仪是监测血糖最安全简单的方法。建议病情较重的糖尿病患者每天测 4~7 次血糖；病情稳定时，可适当减少监测次数,每天 1~2 次;每 3~6 个月到医院测定糖化血红蛋白,了解总体血糖控制情况。

老年糖尿病通常会伴发其他慢性病,同时因生活环境、治疗需求等偏差较大,所以需要为患者制定个性化的血糖控制目标:

(1) 对于新诊断、病程 <10 年、预期生存期 >10 年、低血糖风险低、自我管理能力好的老年糖尿病患者血糖控制目标:糖化血红蛋白 ≤7.0%,空腹血糖 4.4~7.0 毫摩尔 / 升,餐后 2 小时血糖 <10.0 毫摩尔 / 升。

(2) 对于预期生存期 >5 年、中等程度并发症、有低血糖风险、自我管理能力欠佳的老年糖尿病患者血糖控制目标:糖化血红蛋白 7.0%~8.0%,空腹血糖 <7.5 毫摩尔 / 升,餐后 2 小时血糖 <11.1 毫摩尔 / 升。

(3) 对于预期寿命 <5 年、有严重低血糖发生史、反复合并感染、丧失自我管理能力的老年糖尿病患者血糖控制目标:糖化血红蛋白 8.0%~8.5%,空腹血糖 <8.5 毫摩尔 / 升,餐后 2 小时血糖 <13.9 毫摩尔 / 升。

2. 糖尿病患者吃什么主食好

有的糖尿病患者一听说要少吃饭,就索性一点米饭都不吃,改吃面食。实际上米饭和面食,等量的两种食物进入人体后对血糖的影响几乎相同。而平常所说的主食,包括可以替代主食的土豆、山药、番薯等,都会不同程度地升高血糖。

另外,烹饪方法对血糖也有影响。米面类的食物煮得越稀软,比如粥或面糊,进入胃肠中就越容易被消化吸收,引起血糖迅速升高。全谷类和杂豆类本身含有的膳食纤维比较多,有助于保持血糖的稳定。所以,在煮米饭时可以适量添加一些杂粮,比如荞麦、绿豆等,也可以选用杂粮面作为主食。

3. 糖尿病患者吃鱼比吃肉好吗

鱼、禽、蛋和瘦肉是平衡膳食的重要组成部分,也是蛋白质的主要来源,含有人体正常生理活动所需的维生素与微量元素,例如 B 族维生素、铁、钙等。有的糖尿病患者认为红肉会升高血糖,就改吃鱼肉,觉得鱼肉吃多少都对血糖没影响。

实际上,同等重量的鱼肉和瘦肉相比,能量和三大营养素的含量也差不多。所以无论选择哪种肉类,总量也都是要控制的,还要避免选择脂肪含量高的肥肉、鸡鸭皮、动物内脏等。

4. 糖尿病患者能吃水果吗

　　大多数老年糖尿病朋友认为水果含有较高的糖分,会使血糖马上升高,因此都不敢吃水果。其实,在血糖控制良好的情况下,选择好品种,控制好数量,即使糖尿病患者,也是可以吃水果的。

　　选择含糖量和血糖生成指数(GI)均较低的水果,比如樱桃、苹果、草莓、柚子、桃子、李子、梨子等。每天水果摄入量以 100~200 克为好。建议少量分次食用,如上、下午各进食 100 克,切忌一口气吃得太多,这点在一些季节性水果上市时尤其要避免,比如杨梅、葡萄等。

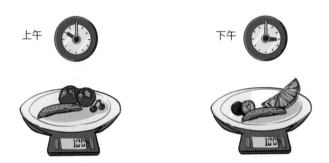

上午　　　　　　　　　下午

　　吃水果的时间也很重要,通常建议不要离正餐太近,可选择在两餐之间,如上午 10 点或下午 3 点。这样既能合理补充能量,又能在血糖低峰时维持血糖稳定。

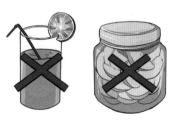

　　如果你的血糖控制得不够理想,可选择西红柿、黄瓜等含糖量少的蔬果。切记一定要吃新鲜的原生态的水果,不要用榨果汁替代,更不能吃加糖的水果罐头。

5. 哪种饮食模式适合老年糖尿病患者

　　饮食模式也称"饮食结构",是指饮食中各类食物的类别及其数量在总摄入食物中所占的比重。

　　人体每日所需的营养,需要各种食物的合理搭配才能满足,均衡饮食才是健康的最佳选择。目前常见的健康饮食模式有地中海饮食、DASH 饮食(得舒饮食)、素食饮食、低碳水化合物饮食等。

（1）地中海饮食：以高膳食纤维、高维生素、低饱和脂肪为特点，由蔬菜、水果、全谷物、海产品、坚果和橄榄油，以及少量的牛肉和乳制品、酒类组成。

（2）DASH饮食（得舒饮食）：是一种为预防和控制高血压而设计的饮食方式，以低盐、低脂的植物性来源食物为主，鼓励人们多吃蔬菜、水果、低脂奶，以维持足够的钾、镁、钙等矿物质的摄取，并尽量减少盐和油脂的摄入量。

（3）素食饮食：不少老年人基于信仰选择采用素食。按照所戒食物种类不同，可分为全素、蛋素、奶素、蛋奶素等；目前流行一种新的素食方式叫弹性素食，即大部分时间采用素食，但并不完全禁止肉类的摄入。

（4）低碳水化合物饮食：包括阿特金斯饮食和生酮饮食等。阿特金斯饮食以高蛋白、中等脂肪、极低碳水为原则；生酮饮食则以高脂、低碳水化合物和适当蛋白质为原则。

对老年糖尿病来说，地中海饮食和DASH饮食是相对健康的饮食模式，可以选择，但同时也要注意总热量。如果选择素食模式，不能是简单地不吃动物性食物，而需要精心调整结构，合理改变其他食物的摄入量，否则容易导致营养素缺乏。低碳水化合物饮食目前并不建议老年糖尿病患者选用，如必须选用，也需要临床医生的严密监测。

6. 糖尿病患者每天究竟该吃多少

饮食控制是糖尿病治疗的基石，糖尿病患者饮食应当保证所需能量供给，并且合理调配饮食结构和进餐模式。

能量摄入可以按照25~30千卡/（千克体重·天）计算，再根据身高、体重、性别、年龄、活动度、应激状况等进行调整。糖尿病患者的进食宜定时定量，早、中、晚三餐摄入能量应分别控制在总能量20%~30%、30%~35%、30%~35%。可将一部分食物从三餐中勾出来作为加餐。加餐能量一般不超过总能量的10%。可以选择三餐正餐之间增加2~3次加餐的方式，以防止低血糖发生。

以一个每日能量需要约为1500千卡的糖尿病病人的膳食为例，为大家提供一个食谱作为参考。

糖尿病一日食谱

	菜名	配料	重量/克
早餐	牛奶	牛乳	200
	菜包	富强粉	50
		青菜	50
	白煮蛋	鸡蛋	50
加餐	苹果	苹果	100
午餐	二米饭	大米	50
		小米	25
	炒菠菜	菠菜	250
	盐水虾	河虾	50
	食用油	菜籽油	10
加餐	无糖酸奶	无糖酸奶	150
晚餐	荞麦饭	大米	50
		荞麦	25
	莴笋豆腐干肉丝	莴笋	250
		豆腐干	30
		猪肉(瘦)	50
		黑木耳	20
	食用油	菜籽油	10

总热量1 533千卡,蛋白质68.1克,脂肪45.7克,碳水化合物211.6克。

十一、心血管病患者怎么饮食有讲究

目前我国有心血管病患者2.9亿,其中脑卒中约1 300万,冠心病约1 100万,高血压约2.7亿,这个数字还在持续上升中。心血管病是老年人的常见慢性疾病,具有"发病高、致残高、死亡高,容易复发、并发症多"的特点,是威胁老年人健康与长寿最重要的危险因素。心血管病的发生及预后与生活方式包括饮食营养有密切的关系,饮食及生活方式改善是心血管病治疗的基础措施。

1. 为什么现在老年人心血管病越来越多

老年人心血管病越来越多与经济发展带来的生活改善有关,一方面人均寿命延长,作为最常见的老年性疾病,患心血管病的绝对人数自然越来越多;另一方面经济发展使得更多的人形成不健康的生活方式,包括体力活动大大减少、周围空气污染增加、饮食超量和口味改变、吸烟嗜酒等。从吃的角度来看,人们能量摄入增加、超过身体基本的需要而带来肥胖等后果,食物结构也发生了变化,例如饱和脂肪和胆固醇吃得过多,而膳食纤维和复合碳水化合物越来越少,嗜咸和喜甜的饮食口味越来越流行,这些都大大增加了人们患心血管病和死于心血管病的风险。

2. 得了心血管病,有药就够了吗

尽管在心血管病治疗中药物治疗非常重要,但光服药是不够的。生活方式干预现在被称为非药物治疗,是心血管病治疗重要的、不可替代的手段。

科学合理的饮食是生活方式干预的重要组成部分。老年人得了心血管病更应积极学习相关知识,了解自己应该吃什么、吃多少及怎么吃,并积极加以实践,才能减少疾病危害、促进生活质量提高、实现带病长寿。

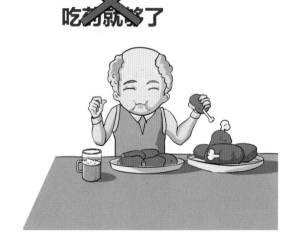

3. 老年心血管病患者该怎么吃

老年人患了心血管病后,饮食要在满足每日必需的营养素的基础上控制总能量、合理选择各营养要素的构成比例,健康生活方式配合药物治疗才能起到延缓病程、减少并发症、遏制心血管突发事件发生的作用。

患心血管疾病老年人的饮食营养需要遵循的主要原则包括：少量多餐细软、预防营养缺乏；主动足量饮水、积极户外运动；延缓肌肉衰减、维持适宜体重；摄入充足食物、鼓励陪伴进餐。

　　作为老年心血管病患者，需要控制血脂、血压、血糖和体重，降低心血管疾病的危险因素，同时增加保护因素。应远离不健康的饮食，不过量食用含饱和脂肪酸的肉类（如猪、牛、羊等畜类红肉，尤其是肥肉）、反式脂肪酸（如人造奶油、煎炸食物、高温精炼的植物油等）和胆固醇过多（如动物内脏）的食物，多选择吃鱼和去皮的鸡、鸭等禽类白肉；减少食用白糖等单糖类食物，多吃富含纤维素和复合碳水化合物的植物性食物（包括米面谷薯、蔬菜和水果）；减少钠盐摄入，避免食用含盐高的腌制品或调味料，而多摄入水果和蔬菜保障摄入足够钾；积极戒酒。

4. 老年心血管病患者应该怎样"挑食"

　　心血管疾病与许多饮食因素密切相关，老年心血管病患者应该根据食物含有的不同营养素来挑选食物。

　　多吃鱼和鱼油、蔬菜和水果、富含亚油酸和钾的食物、植物甾醇、膳食纤维、全粒谷物、无盐坚果、叶酸、大豆制品，少吃或不吃含饱和脂肪酸、反式脂肪酸、胆固醇、高钠的食物（咸的食物）。

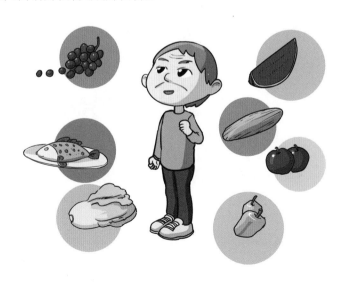

　　根据每种食物的特点，以下列出了心血管病患者适宜进食的食物和要避免进食的食物，供您参考：

宜用和忌食食物分类示例

营养素/ 食物类别	宜用或替代食物		忌用或控制食物	
	特点	示例	特点	示例
脂肪	不饱和 脂肪酸	植物油，如茶油、橄榄油、菜籽油；深海鱼油；无盐坚果，如杏仁、豆类、原味花生、瓜子等	饱和 脂肪酸	猪、牛、羊等畜类肥肉
	植物甾醇	植物油脂和植物食物，如米糠油、玉米油、芝麻油、水果、豆类、坚果	反式 脂肪酸	植脂末（如咖啡伴侣）、人造奶油、高温精炼的植物油等
			胆固醇	动物食品，如内脏、脑、肉、蛋黄等
碳水化合物	可溶性 膳食纤维	粗制谷类，如稻米、大麦、玉米面、小麦等，豆类，蔬菜，水果		
矿物质	高钾	蔬菜和水果	高钠	食盐，高钠调味品，过咸、腌制食品
	高钙	牛奶、虾、鱼、蛋类等		
	高镁	香菇、菠菜、豆制品、桂圆等		
酒精			不提倡饮用各种酒类	
茶	茶多酚	红茶		
咖啡			咖啡雌醇	未经滤纸过滤的咖啡
原则	各种水果与蔬菜类、鱼类、适量坚果、大豆，富含膳食纤维、叶酸和维生素；水煮蒸制等清淡烹饪		各种市售高糖、重油的糕点、甜食等，油炸、烧烤、火锅等咸、油、辣烹饪	

5. 老年高血压患者该怎样吃

高钠、低钾饮食、超重和肥胖是我国居民患高血压的重要危险因素。

限制钠盐摄入可改善血压情况，一般人群推荐每日钠盐摄入量小于 6 克，高血压患者摄入应该低至 2~3 克。除了控制家庭烹饪用盐，还需要减少高钠调味品的使用，比如味精、酱油，及钠盐含量高的加工食物，如咸菜、火腿、炒货等。限钠的同时注意多吃含钾高的食物，如莴笋、芹菜、丝瓜、茄子等。减少摄入脂肪和胆固醇，特别是合并高脂血症的人群，更应少吃或坚决不吃肥肉。蛋白质的来源主要通过植物蛋白和鱼、鸡等，每天摄入 80~150 克。多选择含有复合糖类、粗纤维的食物，减少吃蔗糖、果糖等精制糖。

综上所述，高血压患者的饮食原则包括减少钠盐、减少脂肪、采取低胆固醇饮食、补充适量优质的蛋白质、注意补钙和钾等微量元素、多吃蔬菜和水果以补充丰富的维生素、戒酒、戒烟（避免二手烟）、科学饮水、规律饮食及避免暴饮暴食。

对于老年高血压患者来说，尽管口味和饮食习惯较难改变，但选择健康饮食意味着通过饮食来保护心、脑、肾及血管系统的功能，应该引起重视及努力实践。

6. 冠心病患者应如何进行营养治疗

冠心病营养治疗的主要原则包括减少能量以控制体重，减少脂肪总量及饱和脂肪酸和胆固醇的摄入量，增加多不饱和脂肪酸、限制单糖和双糖摄入量，同时供给适量的无机盐和维生素。提供适宜能量和积极管理血脂水平是冠心病营养治疗的重中之重。综合考虑年龄、体力活动和疾病严重程度，以维持理想体重为进食量的依据。

鉴于很多冠心病患者常合并肥胖或超重，通过限制能量摄入或增加消耗将体重控制在合理的范围很重要。建议每餐吃到 8 分饱，食物多样化，每餐中食物成分比例为蔬菜水果占 50%，蛋白占 25%，主食占 25%。避免暴饮暴食，改变饮食时间，避免睡前 3 小时内进食。合并肥胖者最好每天膳食能量比原来日常水平减少约 1/3。可以在原有饮食基础上每天减去 50~100 克主食，10~20 克油，努力达到 1 个月内减少体重约 1 千克的目标，使体质指数维持在 21.0~23.9 千克 / 米^2 的水平。对于血脂水平不高的患者脂肪摄入不应限制过严，以防止营养不良的发生。

7. 为什么说血脂异常是个"隐形杀手"

对于老年心血管病患者来说血脂指标很要紧，一定要引起重视。作为一个"隐形杀手"，血脂异常会增加动脉粥样硬化性疾病的发病危险。如果不加注意和控制，时间久了会引发以下三类疾病，一是心脏疾病，比如冠心病、心绞痛或心肌梗死；二是脑血管疾病，比如由脑血管硬化带来的脑血栓、脑出血；三就是肾脏疾病，由于肾动脉硬化造成尿毒症等后果。

血脂化验指标有很多种类，心血管病患者最需要关注的是低密度脂蛋白胆固醇（LDL-C）的水平，降低血清 LDL-C 的水平，可以稳定、延缓或消退动脉粥样硬化病变从而显著减少心血管病的发生、致残和死亡。

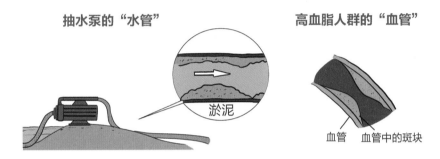

抽水泵的"水管"　　　　　　　　高血脂人群的"血管"

淤泥

血管　　血管中的斑块

血脂异常明显受饮食、生活方式影响，控制饮食和改善生活方式是治疗血脂异常的基础措施，需要长期坚持才能有好的效果。

除了根据医生的建议积极服用降脂药物外，控制血脂饮食上需要降低总能量摄入、选择各种适宜的营养素、控制体重、配合戒烟限酒及每周坚持进行3~5 次中等及以上强度的运动，才能有效降低心血管病发生的风险。

8. 老年心血管病患者需要减重吗

肥胖症是一种由多因素引起的慢性代谢性疾病，早在 1948 年世界卫生组织基于它是心血管病、高血压和脑卒中等多种慢性病的危险因素就将其列为一种疾病。超重和肥胖在中国分别被定义为 BMI（体质指数）大于 24 千克／米^2 和大于 28 千克／米^2；另外肚子大（腹型肥胖）反映身体内脏的脂肪含量，也是一种需要引起重视的肥胖。

对超重和肥胖（BMI≥27）的老年人，如果合并心血管疾病，减重是重要的非药物治疗手段,通过减重能够改善血压水平、提高胰岛素敏感性、控制血脂水平以及改善左心室肥厚的状况。

超重和肥胖人群更容易患高血压,体重越重风险越大,体重每增加 12.5千克,收缩压和舒张压可分别上升 10 毫米汞柱和 7 毫米汞柱。BMI(体质指数)大于 24 的人群患高血压的危险是体重正常者(BMI 18.5~23.9 千克 /米 ^{2})的 3~4 倍;腰围男性大于 85 厘米或女性大于 80 厘米,患高血压的危险约为腰围低于此界限者的 3.5 倍。肥胖者心绞痛和猝死的发生率也大大提高。与超重和肥胖相伴的往往是血脂代谢异常、2 型糖尿病、高脂血症、高血糖,这些伴发病也都增加了罹患心血管病的风险。

可以说减重／减肚子是老年心血管病患者重要的治疗措施,应该尽快付诸行动。

9. 为什么老年心血管病患者预防营养不良很重要

心血管病患者中营养不良普遍存在,一是患病影响了营养的吸收和利用,其次很多老年人认为血脂异常等心血管危险因素是胖子的专利,只要严格控制体重,就能远离疾病困扰。殊不知"有钱难买老来瘦"要看具体的适用人群,营养不良会增加罹患心血管的风险,严重影响疾病预后。

心血管疾病不同阶段进展及发病机制与体内持续存在的炎症相关,营养不良通过促进炎症细胞因子分泌从而促进心血管疾病的进展;血清蛋白水平降低会促进动脉粥样硬化斑块的形成、加快心血管病进展,营养不良促进慢性心衰及心脏恶病质的进展,反过来这些疾病也会造成营养不良。

因此,老年心血管病患者不应一味苛求减重,而应该将体重维持在适宜水平。同时要警惕营养不良的发生,没有刻意控制但发现体重减轻或进食量明显减少时,还应该主动进行体检,并积极改善营养状况。

十二、慢阻肺患者的营养管理

慢阻肺是一种常见的呼吸道疾病,不但发病率高,而且致死性也高,目前在我国已成为居民第三位主要死因。慢阻肺因肺功能进行性减退,严重影响患者的劳动力和生活质量,给患者带来巨大的痛苦,同时给患者家庭造成巨大的经济负担。慢阻肺患者常伴有不同程度的营养不良,营养不良发生率达20%~60%,尤其是肺功能严重障碍者更为明显,慢阻肺发生明显营养不良者预后更差。

1. 什么是慢阻肺

慢性阻塞性肺疾病(COPD)简称慢阻肺,是以持续气流受限为特征的可以预防和治疗的疾病,是一种常见的慢性呼吸系统疾病。其气流受限多呈进行性发展,与气道和肺组织对香烟烟雾等有害气体或有害颗粒的异常慢性炎症反应有关。

慢阻肺与慢性支气管炎和肺气肿有密切关系,当慢性支气管炎、肺气肿患者肺功能检查出现持续气流受限时,即能诊断为COPD。

2. 慢阻肺的危险因素有哪些

慢阻肺的发生可能是多种环境因素与机体自身因素长期相互作用的结果。

(1)吸烟:吸烟是最重要的环境发病因素,烟草中含有多种有害物质,如焦油、尼古丁和氢氰酸等。这些化学物质可损伤气道上皮细胞和影响纤毛运动,使气道净化能力下降;可促使支气管黏液腺和杯状细胞增生肥大,黏液分泌增多;同时能使支气管平滑肌收缩,增加气道阻力。

(2)职业粉尘和化学物质:长时间或高浓度接触职业粉尘及化学物质,如烟雾、变应原、工业废气及室内空气污染等。

(3)空气污染:大气中的有害气体如二氧化硫、二氧化氮、氯气等,大气中的有害颗粒如PM2.5等可损伤气道黏膜上皮。

（4）感染因素：病毒、支原体、细菌等感染因素可造成气管、支气管黏膜的损伤和慢性炎症。

（5）其他因素：免疫功能紊乱、气道高反应性、年龄增大等机体因素和气候等环境因素。

3. 慢阻肺患者在营养代谢上有哪些特点

（1）能量消耗增加：长期的气道阻塞及肺泡弹性回缩力的降低，可使慢阻肺患者呼吸肌负荷增加，基础能量消耗高于正常人；另外由于感染、细菌毒素及炎性介质的作用，缺氧、焦虑、恐惧等因素引起机体内分泌紊乱，使患者处于严重的应激和高代谢状态，能量消耗增加。慢阻肺患者每日用于呼吸的耗能约 430~720 千卡，较正常人高 10 倍。

（2）营养物质摄取、消化、吸收和利用障碍：茶碱类及广谱抗生素等药物的使用对胃肠道有刺激作用，可影响患者的食欲和胃肠道功能。另外，长期的低氧血症和／或高碳酸血症、胃肠道瘀血等使胃肠道正常菌群失调，影响食物的消化、吸收和利用。

4. 如何预防慢阻肺患者发生营养不良

患者日常需要注意均衡饮食，膳食种类多样化，每天的膳食应包括谷薯类、蔬果类、畜禽鱼蛋奶类、大豆坚果类等食物。平均每天摄入 12 种以上食物。首先保证摄入充足的能量。能量是患者营养需求的主体部分，满足能量需求，可降低其他组织成分的消耗，也能够使其他营养素的利用率得到提高，同时保证各种营养素的均衡摄入。对于日常膳食无法满足需要者，可选择口服营养补充（ONS）肠内营养制剂或呼吸系统疾病全营养配方食品。对于营养素的补充应特别注意：

（1）注意摄入充足的蛋白质。建议每日蛋白质摄入量按 1.0~1.5 克／千克体重进行补充。当患者继发呼吸道感染，甚至呼吸衰竭等应急状态可适当提高蛋白质的摄入量，但应避免过度摄入，建议每日蛋白质摄入量为 1.5~1.8 克／千克体重。

（2）高脂肪饮食可减少二氧化碳的产生，对慢阻肺患者有利，尤其是有高碳酸血症及通气受限的患者。慢阻肺稳定期脂肪供能推荐占总能量的20%~30%。

（3）碳水化合物在体内代谢产生二氧化碳较多，过多摄入可导致或加重体内二氧化碳潴留，使呼吸困难症状加重。因此，慢阻肺患者不建议过多地摄入富含碳水化合物的主食。

（4）慢阻肺患者体内抗氧化剂（如维生素 A、维生素 C、维生素 E 及 β- 胡萝卜素）水平降低，因此饮食中应供给富含此类营养素的食物，如动物肝脏、乳制品、鱼油、植物油、坚果和水果蔬菜等。必要时可给予营养补充剂，以应对机体高代谢状态。

（5）咳嗽吐痰难者，可适当增加水分，每天饮水 2 000~2 500 毫升，促使痰液稀释，利于咳出，改善咳嗽、咳痰症状；在急性期或伴有感染存在体液潴留的患者，应在医护人员指导下控制液体量的摄入，防止加重肺水肿。

5. 慢阻肺患者日常饮食及生活注意事项

（1）饮食清淡易消化，少量多餐，避免油腻，不宜过饱、过咸；戒烟酒，慎食辛辣、刺激性食物，不喝含 CO_2 的饮料，少用海鲜鱼虾及油煎品，以免刺激气道，引起咳嗽，使气促加重。

（2）有明显缺氧的慢阻肺患者，可选择在餐前或餐后做吸氧治疗。

（3）注意保暖，避免受凉，预防感冒。改善环境卫生，避免烟雾、粉尘和刺激性气体对呼吸道的影响。

（4）注意充分休息和适当户外活动，保持心情愉悦，有利于改善食欲，增加营养素的消化吸收，提高机体营养及代谢水平，增强体质和抵抗力。

6. 慢阻肺的这些误区你知道吗

误区一：吸烟危害被夸大

有些慢阻肺患者总认为，医生们夸大了吸烟的危害，认为"有些人一辈子吸烟，身体依然很健康"。有些患者则认为，在住院期间可以接受戒烟，病情稳定出院后，可继续少量吸烟。前文已经讲到了，烟草是慢阻肺最重要的环境发病因素，烟草中含有的多种有害物质可使气道黏液分泌增多、降低气道自净能力和增加气道阻力。希望患者们引起重视！

误区二:慢阻肺患者不能运动

很多慢阻肺患者认为,运动起来会使人呼吸困难,疲乏无力,觉得慢阻肺疾病需要静养,不适宜运动。

事实上,慢阻肺患者经过治疗病情稳定后建议进行规律的身体锻炼,经常锻炼身体有助于维持有氧耐力,防止心血管和肌肉功能失调,有研究表明身体活动活跃的慢阻肺患者较少因病情加重住院。中低强度运动非常适合慢阻肺患者,如步行、慢跑、打太极和广场舞等。

十三、老年痛风患者应该怎么吃

痛风是一种由单钠尿酸盐沉积所致的晶体相关性关节病,与嘌呤代谢紊乱和／或尿酸排泄减少所致的高尿酸血症直接相关,属代谢性疾病范畴。痛风的发病与生活方式、膳食结构和饮食习惯都有关系,体形肥胖的中老年男性和绝经期后妇女是痛风高发人群。此外,暴饮暴食导致营养过剩、大量摄入肉类和海鲜、饮酒过量、长期疲劳过度者也易患痛风。已患有高脂血症、糖尿病或高血压的人,容易合并痛风。饮食加药物综合规范化治疗是痛风的最佳治疗方案。

1. 血尿酸偏高就是痛风吗

血尿酸是检查痛风的重要指标,但并非所有的血尿酸偏高都是痛风。肾脏疾病、器官老化、痛风、血液病、高血压、肥胖、糖尿病、铅中毒等都会引起尿酸增高,食物中嘌呤过高同样会引起尿酸增高。因此,不能光凭血尿酸一项指标偏高就认定是痛风。高尿酸血症患者出现关节炎和／或形成痛风石等相关症状时,则可称为痛风。

高尿酸血症的诊断标准为,通常饮食状态下,2 次采集非同日的空腹血,以尿酸酶法测定血尿酸值,男性高于 420 微摩尔／升或女性高于 360 微摩尔／升者。

2. 患了痛风会怎样

根据痛风程度的不同,痛风患者在不同的时期会出现不同的表现:

(1) 无症状期:仅有高尿酸血症,可长达数年或数十年无痛风症状。

(2) 急性关节炎期:由于尿酸盐结晶沉积而引起的炎症反应,常在夜间起病,数小时内出现受累关节红肿热痛、活动受限等症状,以第一跖趾最为常见。

(3) 痛风石及慢性关节炎期:痛风石常见于耳轮、跖趾关节附近,直接侵犯关节及肌腱,造成关节肿胀、僵硬、畸形、运动受限和功能障碍。

(4) 肾结石及肾脏病变期:早期可出现间歇性蛋白尿,晚期可发生肾功能不全、肾尿酸结石,表现为水肿、高血压、血尿素氮和肌酐升高等。肾尿酸结石较大者可发生肾绞痛、血尿。

3. 高尿酸血症有哪些危害

高尿酸血症是多种疾病(如代谢综合征、2 型糖尿病、高血压、心血管疾病、慢性肾病等)的主要诱因之一。血尿酸水平升高带来的相关危害使高尿酸血症甚至被视为继高血压、高血脂和糖尿病"三高"之后的第四个危险因素。高尿酸血症是痛风发生的最重要的生化基础和最直接的病因。痛风是否发生以及反复发作的频率都与血尿酸水平的高低直接相关。唯有有效而长期地控制血尿酸水平,才能从根本上避免痛风的发生与复发。

4. 患了痛风该怎么办

患了痛风要依靠营养治疗,目的是限制食物中嘌呤的摄入,减少尿酸的生成;增加尿酸的排泄,以降低血尿酸水平;避免诱发因素,从而减少痛风急性发作的频率和程度,防止并发症等。建议保持或达到理想体重,遵循合理的膳食结构,避免高嘌呤食物,多吃蔬菜、水果,多饮水,避免饮酒。

5. 痛风患者如何选择食物

痛风期的食物选择:

(1) 急性发作期:应严格限制嘌呤摄入,只能食用牛奶、鸡蛋、精制面粉及含

常见食物嘌呤含量表

1类　嘌呤含量最高的食物（每100克含嘌呤150~1 000毫克）

内脏	肝、脑、肾、小肠、胰脏等	
水产类	沙丁鱼、凤尾鱼、白带鱼、白鲳鱼、鲢鱼、鳗鱼、小鱼干、蛤蜊、牡蛎等	
肉汤	浓肉汁、浓鸡汤、火锅汤等	
其他	豆芽、香菇、紫菜、鸡精、酵母粉等	

2类　嘌呤含量较高的食物（每100克含嘌呤50~150毫克）

谷类	麦麸、麦胚、米糠等	
豆类及其制品	黑豆、豌豆、绿豆、红豆、豆腐干、豆腐等 	
蔬菜类	海带、金针菇等	
肉类	猪肉、鸡肉、牛肉、羊肉、兔肉、鸭肉、鸽子肉等 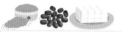	
水产类	草鱼、鲤鱼、鳕鱼、比目鱼、鲍鱼、鳝鱼、虾、螃蟹等 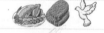	
其他	花生、银耳、无花果等 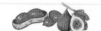	

3类　嘌呤含量较少的食物（每100克含嘌呤20~50毫克）

谷薯类	糙米、燕麦、麦片等	
蔬菜类	油菜、四季豆、茼蒿菜、蘑菇、花菜、韭菜、苋菜等	
豆类及其制品	豆浆	
其他	栗子、莲子、麦片、海藻、杏仁、瓜子、薏仁等	

4类　嘌呤含量很少或不含嘌呤的食品（每100克含嘌呤<20毫克）

谷类	精制谷类、玉米、小麦、小米、高粱等	
蔬菜类	青椒、菠菜、莴苣、白菜、山芋、卷心菜、冬瓜、南瓜、芹菜、芥菜、茄子、胡萝卜、黄瓜、苦瓜、丝瓜、西红柿、萝卜、土豆等	
水果类	苹果、香蕉、葡萄、梨、芒果、橘子、西瓜、哈密瓜、木瓜等	
其他	蛋清、海参、海蜇皮、牛奶等	

嘌呤较少的蔬菜,多吃水果及大量饮水,禁食一切肉类及含嘌呤丰富的食物。禁用上图中 1、2、3 类食物,任选第 4 类食物。痛风急性发作期的食谱可参照表 1。

表 1　痛风急性发作期参考食谱

早餐	低脂牛奶 200 毫升,刀切馒头(标准粉 75 克)
午餐	米饭(大米 100 克),番茄炒鸡蛋(番茄 100 克、鸡蛋 60 克),凉拌莴笋(莴笋 100 克)
晚餐	蛋清黄瓜汤面(黄瓜 100 克、鸡蛋白 50 克、挂面 100 克)
加餐	橙子一个(200 克),酸奶 100 毫升
能量 1 607 千卡	蛋白质 52 克(13%)
脂肪 43 克(24%)	碳水化合物 252 克(63%)

注:全天烹调用大豆油 25 克,盐 4 克,1 千卡 =4.184 千焦。

(2) 慢性期:控制全天蛋白质摄入量在合理范围内,牛奶、禽蛋清可不限量,全鸡蛋每日限用一个。瘦肉类、白色肉类(如鱼、鸡等)每日可选用 100 克,肉类水煮后弃汤食肉,可减少嘌呤摄入。严禁一次进食过多的肉类及含嘌呤丰富的食物,少用或不用含嘌呤高的蔬菜,如油菜、四季豆、蘑菇、茼蒿菜、花菜、苋菜、韭菜等。可选用精制米面及含嘌呤少的蔬菜。禁用前页图中 1 类食物,限量选用图中 2、3 类食物,任意选用 4 类食物。痛风慢性期的食谱可参照表 2。

表 2　慢性痛风患者日常参考食谱

早餐	番茄鸡蛋米线(番茄 75 克、鸡蛋 60 克、米线 100 克)
午餐	米饭(大米 100 克),青椒炒肉片(青椒 75 克、猪肉 75 克),胡萝卜炒芹菜(胡萝卜 25 克、芹菜 100 克)
晚餐	米饭(大米 100 克),西蓝花炒鸡胸肉(西蓝花 100 克、鸡胸肉 50 克),双色甘蓝(紫甘蓝 50 克、包菜 50 克)
加餐	苹果一个(200 克)
能量 1 718 千卡	蛋白质 55 克
脂肪 40 克	碳水化合物 282 克

注:全天烹调用豆油 25 克,盐 4 克,瘦猪肉、鸡肉煮沸后去汤,1 千卡 =4.184 千焦。

6. 痛风患者可以喝肉汤吗

嘌呤易溶于水,肉汤中含有大量嘌呤成分,故喝肉汤不但不能稀释尿酸,反而会导致尿酸增高。因此,痛风患者要少喝肉汤、鱼汤、鸡汤、火锅汤等,应弃汤食肉为好。

7. 痛风患者可以吃辣吗

辣椒能兴奋自主神经,诱发痛风,故痛风患者应尽量避免食用辣椒。此外,烹调时还应禁用其他辛辣刺激性食物和调味品,如胡椒、芥末等。

8. 痛风患者为什么要限制饮酒

大量饮酒后,血中乳酸会随着乙醇的氧化而增加,使肾脏的尿酸排泄受阻,导致血尿酸升高,诱发痛风。若在饮酒同时又摄入高嘌呤、高脂肪、高蛋白的食物,更易诱发急性痛风。

9. 痛风患者为什么要多喝水

痛风患者要多喝水,每日摄入量应维持在 2 000 毫升以上,最好能达到 3 000 毫升。保证每天有一定的尿量,使尿液稀释从而促进尿酸的排泄。此外,适当饮水还可降低血黏度,对预防痛风并发症有一定好处。值得注意的是,肾衰竭时应结合尿量适量摄入水分。

10. 痛风患者饮用苏打水好不好

对于痛风患者而言,除了要控制高嘌呤食物的摄入量之外,碱化尿液、促进尿酸排泄也很重要。碱化尿液主要有两个办法:一是多吃蔬菜、水果、杏仁等食物,维持酸碱平衡;二是直接摄入碱性的小苏打,苏打水是指小苏打——碳酸氢钠($NaHCO_3$)的水溶液,因其水中含有解离的碳酸氢根离子而呈碱性,能碱化尿液,预防痛风发作。但是需要注意的是,有肾功能不全的痛风患者应慎用苏打水。

11. 痛风患者可以喝茶和咖啡吗

痛风患者在稳定期可适量饮用茶和咖啡,因为茶叶碱、咖啡因的分子结构均为甲基黄嘌呤。研究发现,甲基黄嘌呤经人体代谢后变为甲基尿酸盐,它与尿酸盐不同,不会在肾脏和关节处沉积,也不会形成痛风石;另一方面,这几种饮料都呈弱碱性,适量饮用有助于碱化尿液和促使尿酸排出。

十四、阿尔茨海默病患者的饮食

尽管阿尔茨海默病的确切病因仍然是未知的,但人类已经深刻地认识到,阿尔茨海默病是一个与年龄相关的多因素性疾病,是基因、年龄、生活方式及环境因素等复杂作用的结果。既然没有有效的治疗方法,积极的预防显得尤为重要。

研究显示,10%~25% 的已知危险因素的改变可以预防全世界范围内300 万的阿尔茨海默病患者。阿尔茨海默病的危险因素如家族史、年龄、头部损伤、基因特征等并不能改变,而简单地改变饮食和生活方式可能有助于预防阿尔茨海默病。因此,预防阿尔茨海默病比治疗在降低医疗负担和现实可行性方面更有优势。

1. 预防阿尔茨海默病的主要饮食因素有哪些

饮食和营养在非药物性预防阿尔茨海默病中起了重要的作用。坚持多吃水果、蔬菜、谷物、豆类,和少吃肉、高脂奶和甜食者,阿尔茨海默病的风险较低。低酒精摄入、低碳水化合物摄入以及高维生素摄入量者,阿尔茨海默病的风险较低。举例来说,由于日本人改变传统的饮食而趋向欧美饮食,导致日本的阿尔茨海默病患病率从 1985 年的 1% 上升到了 2008 年的 7%。

2. 阿尔茨海默病患者的膳食要注意哪些方面

合理的膳食营养可以帮助预防阿尔茨海默病及延缓阿尔茨海默病的进

展。降低阿尔茨海默病风险的 7 条饮食原则包括:减少饱和脂肪酸和反式脂肪酸摄入;蔬菜、豆类(黄豆、豌豆、扁豆)、水果和全麦应该作为主要食物;每天食用一小把坚果或果仁,可提供充足的维生素 E;每天的食谱应包括一种提供维生素 B_{12} 的可靠食物;选择不含铁元素和铜元素的复合维生素,如需补充铁元素需医生指导;避免使用含铝的炊具、抗酸药、发酵粉或其他产品;每周有氧运动 3 次,每次运动量相当于 40 分钟快步行走。

3. 阿尔茨海默病患者如何进行吞咽管理

阿尔茨海默病患者如有吞咽障碍,会因误吸致死,因此要对其吞咽功能进行评估。吞咽正常者应强调自主进食的安全性,餐前完成咳嗽训练,为进食做好充分准备,餐后清洁口腔,按摩腹部促进消化;对于吞咽评估为低危以上的患者则需要由护理人员或家属陪伴进餐,开始小口喂食,无呛咳误吸再逐步增加喂食量,从而协助患者适应正常进食;对中危者,护理人员需要在患者休息时指导其更有技巧的吞咽动作练习,进食前通过空吞咽和喂小口温开水的措施使之产生吞咽意识,并润滑口咽,为吞咽食物做好准备;而高危患者进食前则进行严格评估,确认能够经口进食,并做好应急处理准备。

4. 吸烟可能导致阿尔茨海默病吗

韩国首尔大学的研究人员分析了 2002—2013 年 4.6 万名韩国 60 岁以上男性的健康档案数据。研究对象包括持续吸烟者、短期戒烟者(少于 4 年)、长期戒烟者(4 年及以上)以及从不吸烟者。结果发现持续吸烟者患阿尔茨海默病的风险比从不吸烟者高 18%。根据目前的医学知识,应积极鼓励吸烟的阿尔茨海默病患者戒烟。

5. 阿尔茨海默病患者能喝酒吗

大量饮酒会破坏维生素 B_1 (硫胺素)的代谢,大量饮酒者也可能忽视均衡的营养。酒精过量引起中毒增加头部受伤的风险,这本身就是导致认知症状和痴呆的原因。因此,不建议阿尔茨海默病患者大量饮酒。

6. 糖尿病与阿尔茨海默病有关吗

糖尿病和阿尔茨海默病之间的关系是复杂的,因为糖尿病影响健康的许多方面。糖尿病能使阿尔茨海默病风险升高。尽早合理营养,控制体重不仅有利于降低糖尿病风险,也有利于预防阿尔茨海默病。

7. 阿尔茨海默病和铝有关系吗

作为地球上最普遍的元素之一的铝,被广泛用于建筑、制造、燃料添加剂、药物、化妆品和个人护理产品。铝从土壤中进入食物,食物中的铝也来自添加剂,如抗结剂、消泡剂、乳化、坚固和发酵成分。铝与阿尔茨海默病、帕金森病、透析病等神经退行性疾病有关,它可影响神经传递、学习和记忆功能以及相关行为,尽管它不是导致这些疾病的主要危险因素,但由于铝在我们生活中无处不在,而且在机体组织中积聚的趋势目前还难以扭转,故肾功能不全者,70岁以上老人、阿尔茨海默病患者应避免使用铝和铝制品。

8. 肠道菌群如何影响阿尔茨海默病

肠道菌群可促进机体产生神经递质(如5-羟色胺等),肠道菌群代谢产物可通过小肠黏膜屏障、血液-脑脊液屏障、脑脊液-脑屏障进入脑部,通过菌-肠-脑轴在肠道与大脑的信息交流中发挥重要作用。"地中海式饮食"可以促进这些微生物作用。地中海式饮食是指有利于健康的,简单、清淡以及富含营养的饮食。这种特殊的饮食结构强调多吃蔬菜、水果、鱼、海鲜、豆类、坚果类食物,其次才是谷类,并且烹饪时要用植物油来代替动物油,尤其提倡用橄榄油。地中海饮食已经证明可以降低阿尔茨海默病的风险,还对改善肠道菌群有益。

9. 阿尔茨海默病的发病与体重有关吗

超重,包括肥胖,与阿尔茨海默病有关。一些与超重有关的疾病会增加患阿尔茨海默病的风险。随着体重的增加,一个人更有可能患上糖尿病或高血压,而这些疾病会增加患阿尔茨海默病的风险。也有一些人,他们的体重增加是认知困难的表现。因此,体重增加可能是认知衰退并始体力活动减少和自我照顾不足的一个迹象。

肥胖和认知能力下降之间的联系已经在中年时期得到了很好的证实,但之后的联系并不明显。因此,建议在中年甚至更早期控制好体重,以预防阿尔茨海默病的发生。

十五、卧床老人的饮食护理

老年人由于机体各器官老化及疾病本身的影响,往往对饮食中的营养成份比年轻人要求更为严格。卧床老人大多食欲不振,进食量小,消化能力减退,导致营养物质供应不足,抗病能力减弱,影响生活质量和疾病痊愈。应加强饮食护理,给予合理的营养搭配,鼓励老人多摄入高蛋白、易消化、具有丰富营养的食物,以增强机体抵抗力。

同时,老年人由于牙齿松动或脱落、消化液分泌减少,咀嚼或吞咽功能下降。卧床老人因为体位原因,如果进食不当,易引起误咽、呛咳、烫伤、哽噎等,还可因呛咳、误咽引起吸入性肺炎甚至窒息。了解和掌握烹饪、喂食等相关知识,对卧床老人的疾病康复和生活质量提升具有重要作用。

1. 如何为卧床老人搭配营养丰富的饮食

因老年人的蛋白质合成能力下降,易出现老年性肌肉衰减,所以饮食上要注意优质蛋白的供给,如瘦肉、鸡蛋、鱼虾、奶等;还要注意多吃新鲜的蔬菜水果,既保证了维生素的摄入,同时也可以预防便秘。另外,饮食中油脂的总量要有所控制,每天摄入脂肪不宜超过 25 克,注意增加富含 ω-3 多不饱和脂肪酸的食物的摄入量,比如深海鱼、深海鱼油等,这有助于维持体内脂肪酸平衡,调节血脂,预防心脑血管疾病。

2. 卧床老人的饮食烹饪要注意什么

老人因牙齿脱落、肠胃功能退化或吞咽功能的下降等原因,在食物的烹饪上要讲究技巧。

(1) 烹饪方法:宜选择蒸、煮,减少爆炒、油炸,烹饪时要适当延长蒸煮时间,以使食物细软些。举例来说,同样是吃鸡蛋,对卧床老人来说,水蒸蛋更适合,相比于油煎荷包蛋或炒鸡蛋,水蒸蛋保留了鸡蛋的营养价值,有利于消化吸收,同时避免了额外的油脂摄入。

　　(2) 刀工处理:烹饪前先将纤维切断,比如切肉前用刀背在肉的表面捶打几下,切断肉纤维后再斜切成小肉块或肉末;含纤维多的蔬菜,可切得细碎一些,这样不用太多咀嚼,便可让老人顺利咽下。

　　(3) 色香味美:老年人的味觉敏感度减退,长期卧床的老人往往食欲不佳,饭菜色香味美,可增进其食欲。

3. 老年人应该趁热饮食吗

　　人们普遍认为老人对寒冷抵抗能力差,热的食物能促进消化、吸收。事实上,食物的最佳消化吸收过程是在接近体温的温度下进行的,食物温度过热和过凉都不合适。老年人由于年龄增长,胃肠功能下降,因此食物不宜太凉或太烫。食物太凉易刺激胃肠道引起胃痛、腹痛、腹泻等不适;食物太烫有烫伤口腔和食管黏膜的风险,增加老年人的痛苦。所以食物宜温热适宜或由家人品尝合适后再让老年人进食。

4. 卧床老人每天吃几餐合适

　　卧床老年人活动少,胃肠蠕动弱,消化能力下降,一次进餐较多食物易引起腹胀和消化不良,因此宜少食多餐,每天正餐 3 餐,加餐 2 餐比较合适。可将早中晚三餐每餐匀出 1/3 作为正餐间隔的加餐,既保证营养的摄入,也利于消化吸收。

5. 卧床老人如何采取舒适的体位进餐

　　喂饭前给老人采取舒适的体位,对保证顺利进食十分重要:

　　(1) 坐于床上老人:环抱协助老年人在床上坐起,将靠垫或软枕垫于老人后背及膝下,保证坐位稳定舒适,床上放置餐桌进餐。

　　(2) 半卧位老人:使用可摇式床具时,将老人床头摇起,抬高至与床具水平面呈 30~45 度角；使用普通床具时，可使用棉被或靠枕支撑，帮助老人上身抬起。采用半卧位时，应在身体两侧及膝下垫软枕以保证体位稳定。

（3）侧卧姿势老人：使用可摇式床具时，将老年人床头摇起抬高至与床具水平面呈 30 度角，双手扶住老人的肩部和髋部，老人面向家属侧卧，肩背部垫软枕，一般宜采用右侧卧位。

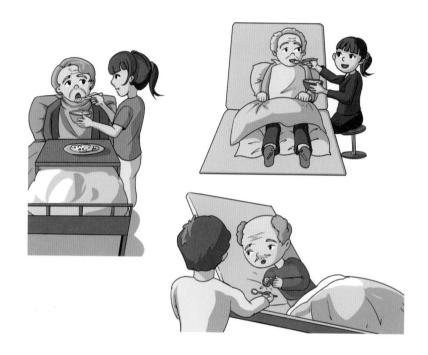

6. 帮助卧床老人顺利进餐的技巧有哪些

（1）润滑：喂饭前先喂些汤水或温开水，以滋润口腔咽喉，相当于给消化道加点"润滑剂"，促使食物顺利下咽。喂饭中，喂几口饭菜后需给老人喂点汤水，以增加老人进食的舒适度，避免食物刺激消化道黏膜。

（2）健侧：给偏瘫老人喂饭时，应把饭菜送到老人口腔的健侧，以便老人顺利吞咽。注意观察老人的吞咽情况，等食物吞完了再把饭送到其口腔，务必小口慢喂，避免老人发生呛咳或噎食。

（3）增稠：老人有吞咽困难或无法吞咽时，可将软饭加汤水用搅拌机打成糊再喂。注意不宜打得太稀，以免老人出现呛咳。

第二篇

吃什么、怎么做、怎么吃

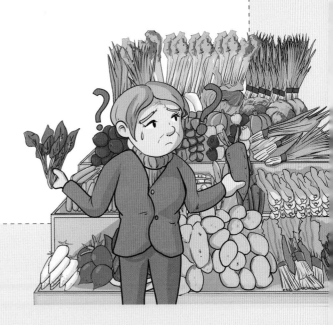

一、你真的吃"饱"了吗

吃东西本是一件简单的事情,无外乎两个事情——吃什么和吃多少。关于这两个问题,每个人都有自己的习惯。也常常有老年朋友会抱怨平常接收到的饮食科普知识,要么太笼统不知所云,要么要求太精细难以执行。那么,有没有简便易懂、操作性又强的建议,能让大家掌握吃的原则呢?

1. 食物能量是什么

自然界中的能量有很多种存在形式,例如太阳能、电能、机械能,但是人体能利用的只有食物提供的能量。不论是米饭还是猪肉、蔬菜或者豆腐,被人体消化吸收后,都会被转变成一种化学能量。身体将食物提供的这种能量用于维持体温、呼吸、心跳等最基本的生命活动,也用于坐、跑、站、跳等各种身体活动。由于能量的常用单位是千卡,所以经常听到有人把食物的能量也叫作"卡路里"。

2. 老年人每天需要食物提供多少能量呢

每个人每天需要吃多少食物,有很大的个体差异,通常与个人体质、身高体重、身体活动量、年龄、性别等都有密切关系。科学家通过严密的科学实验,可以计算出不同类型的人大致需要多少能量,通过能量就能推算出每个人需要吃多少食物。正常情况下,老年人每天需要食物提供的能量如下(表3):

表3　不同体力活动水平、不同年龄老年人的能量需要量

体力活动	女性		男性	
	65~79 岁	80 岁以后	65~79 岁	80 岁以后
轻体力活动者	1 700 千卡	1 500 千卡	2 050 千卡	1 900 千卡
中等体力活动者	1 950 千卡	1 750 千卡	2 350 千卡	2 200 千卡

注:摘自《老年人膳食指导》(WS/T556—2017),1 千卡 =4.184 千焦。

通常,可以用自己的体重来判断自己进食的食物是否足够。对于体重正常的人来说,如果一段时间内,体重保持稳定,那么食物就够了。如果体重持续减轻或是增加,则表示吃进去的食物不足或者过量。当然,对于需要增重或减重的人来说,用这个标准并不适用。

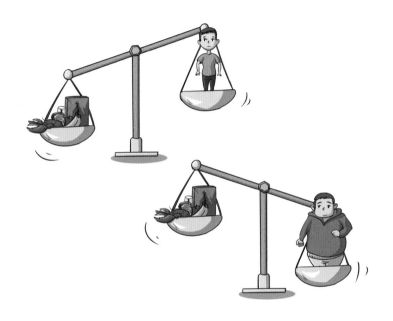

3. 什么是"平衡膳食"

　　为了让大家既能吃"饱"——保证能量供应充足,又能吃好——保证能量以外的营养素,如钙、铁、维生素、纤维素等供应充足,营养科学家为大家制定了简单易懂的"平衡膳食指南"。

　　中国营养学会将平衡膳食定义为,在一段时间内,膳食组成中的食物种类和各种食物的比例,可以最大限度满足不同年龄和能量水平的健康人群的营养、健康需求的一种膳食模式。

4. 平衡膳食中的"食物多样"是指什么

　　按照营养科学原理,食物分以下五类。为达到"食物多样"的要求,营养学家建议每天吃五类食物,每类吃2~3个品种,具体如下:

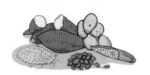

谷薯类

平均每天3种以上，每周5种以上

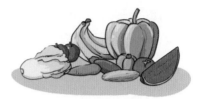

蔬菜水果类

平均每天4种以上，每周10种以上

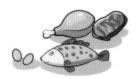

畜、禽、鱼、蛋

平均每天3种以上，每周5种以上

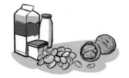

奶、大豆、坚果

平均每天2种以上，每周5种以上

烹调油等纯能量食物

第一类：谷薯类（其中包括谷物——稻米、小米、大麦、燕麦、玉米、黄米、小米、荞麦、薏米、高粱等，薯类——土豆、红薯、芋艿、山药等，杂豆——赤豆、芸豆、绿豆、豌豆、蚕豆（黄豆、青豆、黑豆不算）。平均每天 3 种以上，每周 5 种以上。

第二类：蔬菜水果类。平均每天 4 种以上，每周 10 种以上。

第三类：畜、禽、鱼、蛋。平均每天 3 种以上，每周 5 种以上。

第四类：奶、大豆（指黄豆、青豆、黑豆及其制品）、坚果。平均每天 2 种以上，每周 5 种以上。

第五类：烹调油等纯能量食物、盐。

5. 老年人的平衡膳食中，每天各类食物分别吃多少才是"搭配合理"

做到了"食物多样"，具体每类食物又该吃多少呢？为便于掌握，营养专家给能量需要量不同的老年人，把每天需要摄入的各类食物的量都列了出来（表 4）。按照表内提供的量来吃，你会发现非常简单。

表 4　不同能量需求老年人推荐的每日食物摄入量

能量	1400 千卡	1600 千卡	1800 千卡	2000 千卡	2200 千卡
谷类	4 两	4 两半	5 两	6 两	6 两
大豆类	30 克	30 克	30 克	40 克	40 克
蔬菜	6 两	8 两	8 两	9 两	1 斤
水果	4 两	4 两	4 两	6 两	7 两
肉类	半两	1 两	1 两	1 两	1 两
奶类	300 毫升	300 毫升	300 毫升	300 毫升	300 毫升
蛋类	半个	半个	半个	半个	1 个
水产品	1 两	1 两	1 两	1 两半	2 两
烹调油	20 克	20 克	25 克	25 克	25 克
食盐	5 克	5 克	5 克	5 克	5 克

注:1 千卡 =4.184 千焦,1 两 =50 克。

需要说明的是,表 4 中提到的各种食物的量,都是食物还在生的时候,也就是没煮熟的情况下称得的重量。此外,这些重量都是食物去掉废弃部分后的净重。例如水产品中的 1 两鱼,则是指 1 两鱼肉,而不是带骨的 1 两鱼。至于在生活中,不用称的情况下,如何快速地判断各种食物大致的量,本书后面会有专门的章节教大家一些小窍门。

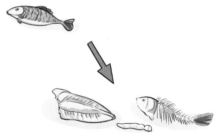

重量,指食物去掉废弃部分的净重

举个例子,一位轻体力活动的 70 岁女性,她需要怎么看这张表呢?

根据表 3 所示,参加轻体力活动的 65~79 岁女性,每天需要食物提供 1700 千卡的能量。可是推荐的每日食物摄入量的表中,只有 1600 千卡和 1800 千卡这两档,并没有给出 1700 千卡这一档,怎么办呢? 不用太在意! 仔细留意,你会发现,其实 1600 千卡和 1800 千卡两档能量水平下,只有半两主食的差别,选择 1600 千卡这一档或者 1800 千卡这一档,差别并不太大。你完全可以按个人喜好选择一档。

表格内的数据只是给了大家一个大致的范围,实际上由于体力活动水平不同、基础代谢存在差异等原因,即使是同一年龄的人,能量需要量也是存在差异的。这时应当在表格中给出的推荐量基础上,自行做一些调整。调整的依据是什么呢? 那就是自我感觉吃饱了没有,以及一段时间以来,体重是否保持稳定。在做调整的时候,有一个小原则:当你发现没有你需要的那一档能量水平,需要在表格中现有的推荐量中进行调整时,请只对主食进行增减;当你觉得表格中推荐的量不满足你的需要时,也只对主食进行增减。当然,如果你患有糖尿病等疾病,你的医生也会在这个推荐量的基础上,帮助你做一些调整。

6. 推荐的每日食物摄入量的表格中,为什么没有坚果、酒、糖这些食物

《中国居民膳食指南(2016)》中,对坚果、酒、糖这些食物都有提及。但由于推荐的食用次数较少,或者限制食用,所以在前面推荐的每日食物摄入量表格中没有列出。世界卫生组织对糖的推荐量为每天不超过50克,最好控制在25克以下。建议成年男性饮酒每天酒精量不超过25克,女性不超过15克。对于患有糖尿病等疾病的老年人,更是需要遵从医嘱,在糖和酒上忌口。坚果建议每周可摄入量50~70克,千万不能过量。

7. 推荐的每日食物摄入量中,大豆的量与豆腐怎么转换

在推荐的食物摄入量中,大豆类给出的是干大豆的重量。实际生活中,除非自制豆浆,干大豆的食用较少。

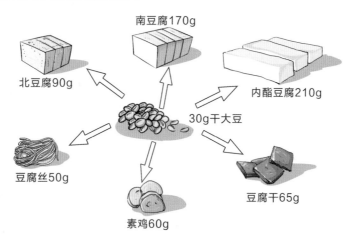

北豆腐90g
南豆腐170g
内酯豆腐210g
豆腐丝50g
30g干大豆
素鸡60g
豆腐干65g

这里帮大家算了一下,30 克干大豆,大约相当于北豆腐(老豆腐)90 克,南豆腐(嫩豆腐)170 克,内酯豆腐 210 克,豆腐丝 50 克,素鸡 60 克,豆腐干 65 ;40 克干大豆,相当于北豆腐(老豆腐)120 克,南豆腐(嫩豆腐)200 克,内酯豆腐 280 克,豆腐丝 65 克,素鸡 85 克,豆腐干 90 克。

8. 酸奶、牛奶、奶粉该如何换算

按照与鲜牛奶的蛋白质比折算,300 毫升牛奶可以近似地换算为酸奶 300 克,奶粉 37.5 克。

9. 每天都必须严格地按照科学的推荐量来吃吗

在实际生活中,如果每天都必须按照推荐的食物摄入量来安排,必然有很多不方便的地方。前面推荐的每日食物摄入量给出了一把尺子,帮助比较并判断每天每类食物吃得是否过多或者不足。当发现某种食物当天吃得太少,或者是因为在旅途中等原因不方便获得,完全可以在后面几天多吃一些这类食物作为补充。基本上,对于没有糖尿病等疾病的人来说,如果能够在一周内保持各类食物的大致平衡,都能称之为"平衡膳食"。前提是,你要把自己需要的食物大致量牢牢记在心里!

二、如何方便、快速地判断食物量

膳食与健康知识在实际应用中最常考验大家的自然是各类食物的份量以及所对应的能量与营养素含量啦。各种各样的能量表、《中国居民膳食指南(2016)》都会用诸如每天建议摄入多少克蔬菜、多少克水果,多少食物对应多少能量与营养素之类的话。眼花缭乱的数字让人欲哭无泪,难道要靠每次烹饪前在厨房备个秤每样称一称?更不用说有时候还要在外用餐,全靠秤显然不可能。对于食物量的判断很多非营养专业人员可能觉得比较困难,本书编者为大家整理了一些常用的食物量判断小窍门供大家在日常生活中实践应用。

1. 称重法

俗话说实践出真知,判断食物量最准确的不二法门自然是通过自己亲自动手称一称份量来熟悉日常各类食材及其体积与重量的关系。建议大家在买菜、做菜的过程中多关注一下不同种类食材的称重环节。而且,熟能生巧,要多次识记才有助于更为准确地估算重量。具体在操作时,大家可以在家里称量 100 克大米或面粉,做成一定硬度的米饭或面条装在常用餐具内,看看是多少;看看 50 克或 100 克净瘦肉可切成几小块或厚度相等的几片,10 克油放在锅内所占容积约是多少等等。经过反复多次称量后,就有了较为准确的数量概念,以后就可以照此估算了。

2. 食物模型法

在通过称重建立对食物的感性认知基础上,人们通常采用建立模型的方式来估算所选用的食物的重量。生活中,常用的"一碗米""一勺盐""三碗水""一把青菜"等说法就是这一方法的实际应用。每个人都可以结合自己常用的一些工具或者身体的一部分用于粗略描述食物重量。

食物模型法中,有些参照物在不同使用者之间具有一定的共通性,例如"成年女性的手掌"之类的描述相对稳定,这种情况下,对食物重量的估算可以供对食物份量尚缺乏认识的人使用。

3. 手掌饮食法

手掌饮食法,顾名思义,就是不需要对每一种食物进行称重,直接利用手掌(包括手捧、握拳以及手指)估算食物量。首先,要对手掌的本身进行大致的界定,通常所说的是中等身材成年女性的手掌。其次,手掌应用中的几个动作定义如下。

(1) 双手捧是指两手并拢捧起可以托起的量,通常用于衡量蔬菜类食物、颗粒状食物重量。

(2) 单手捧是一只手可以捧起的量,用于衡量颗粒状食物重量。

(3) 一把是指食指与拇指弯曲接触可拿起的量,用于衡量叶茎类蔬菜的重量。

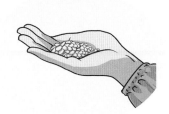
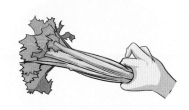

（4）手掌心或全手掌则指手掌在水平舒展状态下,以掌心或全手掌的水平面积衡量片状食物的重量。

（5）握拳是指五指向内弯曲握成拳后的大小,用于衡量球形、块状食物的重量。

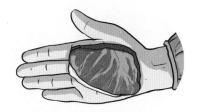
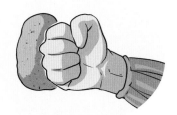

（6）日常生活中,一些主要的食物用手指手掌法估算的重量如下:

1）单手捧:大豆20克、葵花籽仁10克、花生米20克、蓝莓35克。

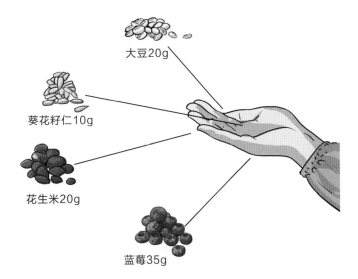

大豆20g

葵花籽仁10g

花生米20g

蓝莓35g

2) 双手捧：花生 28 克(除壳后约 19 克)、西瓜籽 24 克、菠菜 100 克、油菜 100 克、水果(草莓、葡萄)100 克、粗粮杂豆类(燕麦、糙米、鹰嘴豆)100 克。

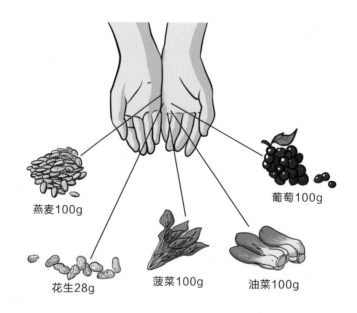

燕麦100g

葡萄100g

花生28g　　菠菜100g　　油菜100g

3) 手掌心：三文鱼 50 克、带鱼段 65 克(可食部 50 克)、五花肉 50 克、瘦肉 50 克、牛肉(一副扑克牌厚)100 克。

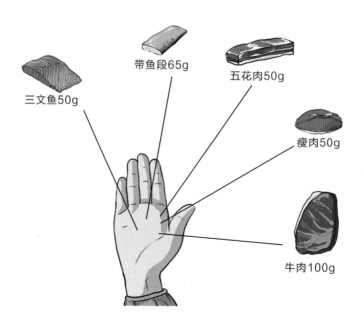

带鱼段65g

五花肉50g

三文鱼50g

瘦肉50g

牛肉100g

4) 手掌:手掌长度的玉米 300 克(其中玉米粒 150 克)、香蕉 150 克(除皮后果肉 90 克)。

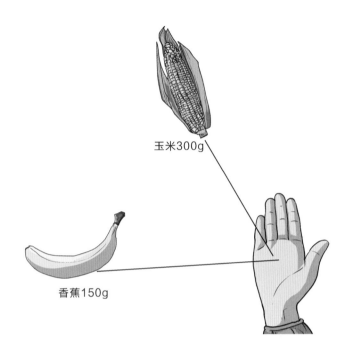

玉米300g

香蕉150g

5) 一把:蔬菜(菠菜、油菜)100 克。

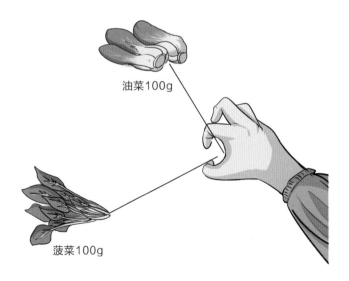

油菜100g

菠菜100g

6) 握拳：米饭 110 克(大米 50 克)、馒头 80 克(面粉 50 克)、红薯 85 克、土豆 100 克、水果(苹果、梨、桃子)200~300 克、蔬菜(非叶菜)80 克。

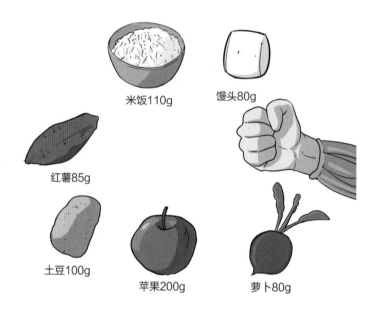

米饭110g

馒头80g

红薯85g

土豆100g

苹果200g

萝卜80g

7) 拇指指腹：食盐 6 克。

食盐6克

4. 数量 - 重量估算法

有些食物常常以"个""只""粒"等为计量单位，如鸡蛋、花生、苹果等。使用时是以食物品种为单位。这个时候就可以按食物的数量来估算其重量。如一个中等大小的鸡蛋约 60 克，一个苹果约 125 克，超市售卖的面包约 80 克等。为提升估算准确度也可以事先选取部分食物进行称量，对有些不可食部分较大的还应预先扣除不可食部分的重量，如芒果、花生等。

5. 容积估算法

对液体类食物而言，通常可以先行估算选定容器的容积或直接选择带容积刻度的容器来估算食物分量。

三、老年人一日三餐搭配

想要保持健康,让科学合理的膳食帮助老年人度过幸福安康的晚年,吃好一日三餐是关键。

1. 老年人三餐应该怎么搭配

老年人的日常用餐时间应相对固定和规律,膳食应食物多样化,每天应至少摄入 12 种及以上的食物。

老年人早餐宜有 1~2 种以上主食、1 个鸡蛋、1 杯奶,另有蔬菜或水果。

中餐和晚餐宜有 2 种以上主食,1~2 个荤菜,1~2 种蔬菜,1 个豆制品。

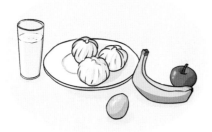

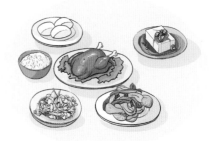

2. 老年人不同的季节应该怎么吃

四季气候的变化,时时刻刻都在影响着人体的生理节律,所以在饮食搭配上也要相应调整以适应季节的变化。比如,春季阳气上升,饮食应温和,可选择韭菜、香椿、菠菜等;夏季炎热,食物应以清淡爽口为主,可选择绿豆、黄瓜、苦瓜、西瓜等,少吃辛辣厚味的食物;秋季秋高气爽,应适当吃些润燥的食物,如百合、莲子、银耳、梨等;冬季寒冷,要补充足够能量以抵御寒冷,可多吃些牛肉、羊肉、山药、萝卜等食物。

3. 高龄老人三餐应该怎么安排

80 岁以上的高龄老人应特别注意增加餐次，常换花样，保证充足的食物摄入。进餐次数可采用三次正餐加两次加餐，或三次正餐加三次加餐。每次正餐占全天食用总量的 20%~25%，每次加餐占全天食用量的 5%~10%。对于消化能力明显降低的老年人，应制作细软的食物，少量多餐。一些食量较小的老年人，应注意在餐前和餐时少喝汤水，少吃汤泡饭。

4. 如何保证老年人三餐获得足够的优质蛋白质

（1）吃足量的肉：鱼、虾、禽肉、猪、牛、羊肉等动物性食物都含有消化吸收率高的优质蛋白质以及多种微量营养素，对维持老年人的肌肉合成十分重要。

（2）保证每天都有奶或奶制品的摄入：研究表明，牛奶中的乳清蛋白对促进肌肉合成、预防肌肉衰减很有益处。同时牛奶中钙的吸收利用率也很高。建议老年人多喝低脂奶及其制品。乳糖不耐受的老年人可以考虑饮用低乳糖奶或食用酸奶。

（3）每天摄入大豆及其豆制品：老年人每天应该进食一次大豆及其豆制品，增加蛋白质的摄入量。

5. 三餐中的细软食物如何制作

随着年龄的增长和生理功能的退化，一些老年人出现了牙齿缺损、消化液分泌减少、胃肠蠕动减弱等，从而导致了食欲下降和早饱现象，最终造成食物摄入量不足和营养缺乏。因此，这些老年人膳食应适当选用细软食物，建议制作方法：①将食物切小切碎，或延长烹调时间；②肉类食物可切成肉丝或肉片后烹饪，也可剁碎成肉糜制作成肉丸食用；鱼虾类可做成鱼片、鱼丸、鱼羹、虾仁等；③坚果、杂粮等坚硬食物可碾碎成粉末或细小颗粒食用，如芝麻粉、核桃粉、玉米粉等；④质地较硬的蔬菜或水果可粉碎或榨汁食用；⑤日常多采用炖、煮、蒸、烩、焖、烧等方法烹调菜肴，少用煎炸和熏烤等方法。

6. 一人份三餐食谱推荐

一人份三餐食谱推荐如表 5 所示。

表5　三餐食谱推荐（一人份）

	早餐	中餐	晚餐	加餐
1	鸡蛋50克 小米南瓜粥（小米25克、南瓜25克） 黑米馒头（黑米粉25克、面粉25克） 香菇青菜（香菇20克、青菜50克） 植物油5克	燕麦米饭（燕麦片25克、粳米50克） 珍珠肉丸（猪肉50克） 芹菜香干（芹菜75克、豆腐干25克） 清炒西蓝花（西蓝花80克） 植物油15克	红薯粥（红薯30克、大米50克） 清蒸鳜鱼（鳜鱼75克） 莴笋鸡柳（莴笋70克、鸡柳20克） 清炒娃娃菜（娃娃菜90克） 植物油10克	牛奶300毫升 苹果200克
2	鸡蛋50克 薏米粥（大米20克、薏米10克） 玉米窝窝头（玉米粉50克、糯米5克） 清炒苋菜（苋菜70克） 植物油5克	茄汁面（茄子30克、面条75克） 红烧鸡块（鸡肉50克） 家常豆腐（青椒60克、北豆腐50克） 木耳花菜（木耳30克、花菜50克） 植物油15克	花卷（面粉50克） 盐水河虾（河虾75克） 清炒西葫芦（西葫芦100克） 干锅包心菜（包心菜90克、猪肉15克） 植物油10克	酸奶150克 橘子200克
3	绿豆粥（大米20克、绿豆10克） 红糖发糕（面粉30克、红糖5克） 葱油花卷（面粉30克） 清炒空心菜（空心菜70克） 植物油5克	炒米粉（青菜30克、米粉50克） 山药排骨汤（山药75克、排骨60克） 苦瓜炒蛋（苦瓜75克、鸡蛋50克） 蒜泥菠菜（菠菜80克） 植物油15克	二米饭（小米30克、大米30克） 鲫鱼豆腐汤（小鲫鱼1条、豆腐100克） 芦笋百合（芦笋90克、百合10克） 清炒生菜（生菜80克） 植物油10克	牛奶300毫升 桃子200克
4	鸡蛋50克 黑豆豆浆（黑豆5克、大豆5克） 葱油饼（面粉50克、小葱5克） 凉拌黄瓜（黄瓜100克） 植物油5克	红豆米饭（红豆15克、粳米50克） 番茄牛腩煲（牛腩60克、番茄30克） 双色藕片（藕50克，青红椒各15克） 豆腐皮青菜（青菜50克、豆腐皮15克） 植物油15克	白米粥（大米60克） 清蒸鲈鱼（鲈鱼75克） 刀豆肉丝（刀豆70克、猪肉20克） 清炒毛毛菜（毛毛菜90克） 植物油10克	酸奶150克 梨200克

续表

	早餐	中餐	晚餐	加餐
5	鸡蛋 50 克 黑豆紫米粥(黑豆 30 克、紫米 50 克) 千层饼(面粉 30 克) 清炒香蒿(香蒿 70 克) 植物油 5 克	青菜肉丝面(青菜 30 克、猪肉 20 克、面条 75 克) 杭氏卤鸭(鸭肉 50 克) 雪菜素鸡(素鸡 60 克、雪菜 20 克) 木耳小白菜(木耳 30 克、小白菜 50 克) 植物油 15 克	米饭(粳米 60 克) 干锅八爪鱼(八爪鱼 70 克、洋葱 30 克) 百合南瓜(南瓜 70 克、百合 30 克) 香菇青菜(青菜 100 克、香菇 20 克) 植物油 10 克	牛奶 300 毫升 香蕉 200 克
6	鸡蛋 50 克 红枣豆浆(大豆 5 克、红枣 5 克) 茯苓馒头(面粉 60 克、茯苓粉 6 克) 凉拌莴笋(莴笋 70 克) 植物油 5 克	菠菜肉丝面片(菠菜 30 克、猪肉 10 克、面片 50 克) 红焖猪蹄(猪蹄 70 克) 青蒜炒萝卜(萝卜 70 克、青蒜 30 克) 蒜泥油麦菜(油麦菜 80 克) 植物油 15 克	燕麦粥(燕麦 20 克、大米 30 克) 盐水明虾(明虾 80 克) 红烧冬瓜(冬瓜 80 克) 醋熘大白菜(大白菜 80 克) 植物油 10 克	酸奶 150 克 青枣 200 克
7	鸡蛋 50 克 健脑益智糊(黑米 50 克、核桃 20 克、黑芝麻 10 克) 香菇青菜包(面粉 50 克、青菜 50 克、香菇 20 克) 蒸玉米(玉米 100 克) 清炒胡萝卜(胡萝卜 70 克) 植物油 5 克	南瓜薏米饭(南瓜 100 克、粳米 50 克、薏米 25 克) 菌菇鸽子煲(乳鸽 1 只、菌菇 60 克) 豇豆肉丝(豇豆 100 克,猪肉 50 克) 蒜泥毛毛菜(毛毛菜 80 克) 植物油 15 克	黑米粥(黑米 60 克) 葱油白条鱼(白条鱼 100 克) 韭黄香干肉丝(韭黄 70 克、香干 40 克、猪肉 30 克) 清炒香蒿(香蒿 80 克) 植物油 10 克	牛奶 300 毫升 芒果 200 克

（1）小米南瓜粥

原料：小米 25 克、南瓜 25 克。

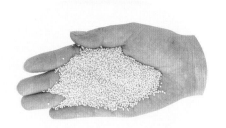

制作方法：

① 将南瓜去皮剔瓤，切成丁；小米淘洗干净；

② 将原料一同放入锅中，加入适量清水后大火煮开转小火煲 30 分钟，稍焖片刻即可。

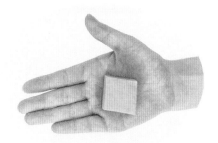

营养师点评：小米富含人体所需的氨基酸、矿物质、胡萝卜素等多种营养物质，常食有助于调节人体内分泌，促进睡眠。南瓜有解毒、保护胃黏膜、帮助消化的功效。此粥软糯香甜，特别适合患有胃肠道不适和失眠等疾病的中老年人作为日常粥品食用。

（2）玉米窝窝头

原料：玉米粉 50 克、糯米粉 5 克、热水适量。

制作方法：

① 将玉米粉、糯米粉混合后倒入盆中，缓缓加入热水后揉匀成面团，平均分成几个小面团，盖上湿布醒发 30 分钟；

② 将小面团用手捏成窝窝头的形状，上蒸笼蒸熟即可。

营养师点评：玉米味甘性平，具有健脾利湿、调中开胃、益肺宁心等功效。玉米中所含的营养物质能降低血液中的胆固醇含量，防止动脉硬化和冠心病的发生。富含的膳食纤维可刺激胃肠蠕动,加速粪便排泄,常食可以预防便秘、肠癌等疾病。玉米中的黄体素和玉米黄质可以对抗眼睛老化,有助于维持视力健康;其中含有的天然维生素 E、谷胱甘肽等物质能够抗氧化、加速自由基分解、延缓衰老,是十分理想的延年益寿、抗癌之佳品。

(3) 鲫鱼豆腐汤

原料:鲫鱼 1 条净重约 100 克、豆腐 100 克、食用油、盐、葱、姜等各适量。

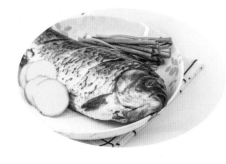
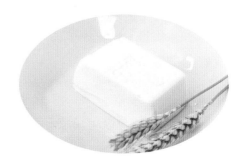

制作方法:

① 将鲫鱼处理干净,豆腐洗净切块,葱洗净切段,姜洗净切片;

② 锅中加适量食用油,烧热后放入鲫鱼,煎至两面金黄,依次放入葱段、姜片、适量清水及少许料酒,武火煮沸后改文火慢炖;

③ 约 30 分钟后,放入豆腐继续煮5~10 分钟,加盐调味即可。

营养师点评:鲫鱼所含的脂肪低且多为不饱和脂肪酸,肉质细腻易于人体消化吸收,特别适合中老年人,经常食用可健脾开胃、利水益气、通乳除湿、补益身体。豆腐中蛋氨酸含量较少,苯丙氨酸含量较高,而鱼类的蛋氨酸含量非常丰富,苯丙氨酸含量比较少,两者搭配,可以取长补短,提高营养价值。

(4) 番茄牛腩煲

原料:牛腩 60 克、番茄 30 克、姜片、盐、八角、胡椒粉各适量。

制作方法:

① 牛腩洗净,切丁,放入碗内,加盐、料酒、姜片、葱段拌匀,腌渍约 30 分钟,拣去葱、姜;番茄洗净,切丁;

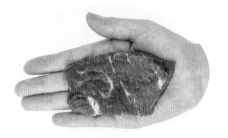

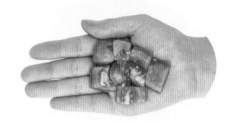

② 锅中放水,烧开,把牛腩块焯一下水;

③ 将焯好的牛腩及姜片、大料放入炖盅内,加入水,放在火上烧沸,撇去表面浮沫,盖好盖,用文火煲 2 小时左右;

④ 牛腩七八成熟时,加入番茄,至牛腩和番茄烂熟时,放入盐、胡椒粉调好味道即可。

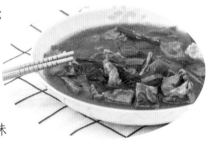

营养师点评:牛肉的铁含量很高,还富含中老年人日常所需的优质蛋白,可以预防缺铁性贫血,提高人体免疫力,增强抗病能力。番茄营养丰富,含有可维持人体生理活动的多种维生素,二者搭配不仅营养更加全面,而且味道鲜美,常食可健脾开胃、补虚养身,尤其适合胃口不好、食欲减退的中老年人食用。

(5) 黑豆紫米粥

原料:紫米 50 克、黑豆 30 克。

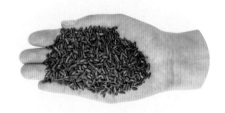

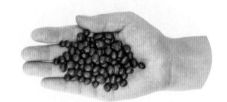

制作方法:

① 将紫米、黑豆洗净,分别倒入清水中浸泡;

② 将黑豆放入锅中加适量清水熬煮,烂熟时加入紫米继续熬煮,至黏

稠即可。

营养师点评：黑豆含有丰富的花青素，具有抗氧化作用，可延缓衰老、增强人体抵抗力。紫米是米中珍品，具有补血补气、健肾润肝的功效。此粥具有补血养肝、排毒解酒、滋阴补肾的功效，经常饮酒的中老年人尤其适合食用。

（6）茯苓馒头

原料：面粉 60 克、茯苓粉 6 克、面碱、酵母粉适量。

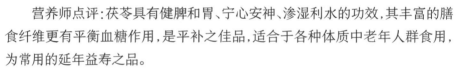

制作方法：

① 将面粉、酵母粉加温水揉成面团，醒发 15 分钟；

② 将面发好后，加入面碱，掺入茯苓粉后再揉至均匀，做成馒头，蒸熟即可。

营养师点评：茯苓具有健脾和胃、宁心安神、渗湿利水的功效，其丰富的膳食纤维更有平衡血糖作用，是平补之佳品，适合于各种体质中老年人群食用，为常用的延年益寿之品。

（7）健脑益智糊

原料：黑米 50 克、核桃 20 克、黑芝麻 10 克。

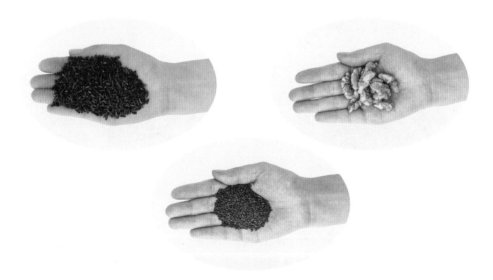

制作方法：

① 黑米、黑芝麻、核桃洗净、浸泡；

② 将原料一起放入料理机内，加适量清水；

③ 启动料理机，按下"米糊"键制成糊即可。

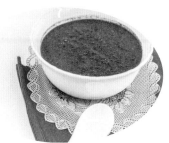

营养师点评：黑米有滋阴补肾、健身暖胃等功效。黑芝麻含蛋白质、脂肪、多种维生素、矿物质，以及丰富的不饱和脂肪酸，能益肝养发、补血明目、延缓衰老。核桃有增强脑功能、延缓衰老的作用。

7. 两人份三餐食谱推荐

两人份三餐食谱推荐如表 6 所示。

表 6　三餐食谱推荐（两人份，每日提供 3 500 千卡）

	早餐	中餐	晚餐	加餐
1	莲子糯米粥(糯米100克、莲子25克)鲜肉包(猪肉50克、面粉50克)蛋糕(面粉50克,鸡蛋50克)凉拌黄豆芽(黄豆芽100克)植物油10克	素三鲜水饺(面粉150克、鸡蛋100克、韭菜100克、虾仁30克、水发木耳30克)油淋鸡(鸡肉200克)清炒丝瓜(丝瓜150克)杏鲍菇肉丝(杏鲍菇100克、猪肉50克)植物油30克	米饭(大米150克)葱油鳊鱼(鳊鱼150克)青椒炒千张(青椒80克、千张70克)干锅花菜(花菜180克、猪肉50克)清炒生菜(生菜150克)植物油20克	牛奶600毫升火龙果400克
2	鸡蛋100克紫薯粥(大米50克、紫薯30克)虾皮蔬菜饼(面粉200克、卷心菜200克、虾皮20克)肉末卷(面粉100克、猪肉50克)清炒小白菜(小白菜150克)植物油5克	香菇胡萝卜面(香菇50克、胡萝卜50克、猪肉50克、面条150克)土豆牛腩(牛肉100克、土豆100克)红烧素鸡(素鸡100克)清炒藕片(藕150克、青红椒各50克)植物油30克	玉米馒头(面粉80克、玉米粉40克)海带蛤蜊排骨汤(排骨100克、海带50克、蛤蜊100克)酱爆茄子(茄子200克、猪肉50克)清炒香菇(香菇150克)蒜泥木耳菜(木耳菜150克)植物油20克	酸奶300克小番茄400克

续表

	早餐	中餐	晚餐	加餐
3	鸡蛋 100 克 黑芝麻豆浆(黑芝麻 20 克、大豆 30 克) 香肠花卷(面粉 100 克、香肠 50 克) 蒸南瓜(南瓜 100 克) 金针菇本芹(本芹 100 克、金针菇 50 克) 植物油 10 克	燕麦饭(燕麦 50 克、粳米 100 克) 虫草花老鸭煲(老鸭肉 150 克、虫草花 10 克、大枣 5 颗) 青椒毛豆肉片(毛豆 100 克、青椒 50 克、猪肉 50 克) 木耳山药(山药 100 克、木耳 50 克) 酸辣大白菜(大白菜 200 克) 植物油 30 克	小米粥(小米 100 克) 红烧豆腐鱼块(草鱼 250 克、豆腐 100 克) 清炒长瓜(长瓜 150 克、猪肉 50 克) 小葱芋艿(芋艿 150 克) 蒜泥菠菜(菠菜 150 克) 植物油 20 克	牛奶 600 毫升 桂圆 400 克
4	鸡蛋 100 克 山药薏米糊(山药 70 克、薏米 50 克) 南瓜馒头(面粉 80 克、南瓜 30 克) 蒸红薯(红薯 100 克) 清炒豆苗(豆苗 150 克) 植物油 10 克	二米饭(小米 80 克、粳米 80 克) 冬瓜炖排骨(排骨 200 克、冬瓜 100 克) 地三鲜(土豆 100 克、茄子 100 克、青椒 60 克) 三丝本芹(本芹 150 克、香干 50 克、鸡脯肉 50 克) 蒜泥茼蒿(茼蒿 200 克) 植物油 30 克	蒸馄饨(面粉 70 克、白菜 100 克、猪肉 50 克) 干菜汪刺鱼(汪刺鱼 200 克、干菜 30 克) 虾皮葫芦(葫芦 150 克、虾皮 30 克) 香菇青菜(青菜 150 克、香菇 50 克) 植物油 20 克	酸奶 300 克 橙子 400 克
5	鸡蛋 100 克 红枣银耳羹(银耳 100 克、红枣 25 克) 玉米发糕(面粉 75 克、玉米粉 50 克) 蒸山药(山药 100 克) 清炒油麦菜(油麦菜 150 克) 植物油 10 克	牛肉拉面(牛肉 50 克、青菜 50 克、面条 200 克) 生炒鸡(鸡块 100 克) 农家豆腐(盐卤豆腐 100 克、青蒜 10 克) 酸辣萝卜丝(萝卜 150 克) 植物油 30 克	什锦荞麦卷(荞麦面 100 克、土豆 150 克、青红椒各 30 克、鸡蛋 1 个) 广式鲈鱼(鲈鱼 200 克) 玉米甜豆肉丁(玉米 100 克、甜豆 100 克、猪肉 50 克) 清炒毛毛菜(毛毛菜 150 克) 植物油 20 克	牛奶 600 毫升 香蕉 300 克

续表

	早餐	中餐	晚餐	加餐
6	鸡蛋 100 克 香菇滑鸡粥(大米 100 克、鸡肉 50 克、香菇 30 克) 椒盐花卷(面粉 100 克) 蒸胡萝卜(胡萝卜 100 克) 凉拌花菜(花菜 150 克) 植物油 10 克	汤米线(米线 200 克、白菜心 50 克、韭黄 50 克) 红烧明虾(明虾 160 克) 洋葱肉丝(猪肉 80 克、洋葱 100 克) 蒜泥空心菜(空心菜 150 克) 植物油 30 克	板栗饭(板栗 50 克、大米 100 克) 枸杞猪肝汤(猪肝 100 克、枸杞 20 克) 干锅千叶豆腐(千叶豆腐 100 克、青蒜 50 克、春笋 50 克) 茭白肉片(茭白 200 克、猪肉 50 克) 木耳小白菜(小白菜 150 克、木耳 50 克) 植物油 20 克	酸奶 300 毫升 哈密瓜 400 克
7	鸡蛋 100 克 健脾养胃粥(大米 30 克、小米 30 克、南瓜 30 克、胡萝卜 30 克) 芹菜粉丝饼(面粉 50 克、芹菜 100 克、粉丝 50 克) 蒸紫薯(紫薯 100 克) 凉拌黄豆芽(黄豆芽 150 克) 植物油 10 克	茄子肉末面(茄子 100 克、猪肉 50 克、面条 200 克) 干菜蒸汪刺鱼(汪刺鱼 200 克、干菜 30 克) 莴笋肉片(莴笋 200 克、猪肉 50 克) 青菜油豆腐(青菜 150 克、油豆腐 50 克) 植物油 30 克	花生粥(花生 20 克、大米 50 克) 土豆牛腩(牛腩 50 克、土豆 50 克) 红烧鸭腿(鸭腿 100 克) 清炒丝瓜(丝瓜 200 克) 香菇娃娃菜(娃娃菜 150 克、香菇 50 克) 植物油 20 克	牛奶 600 毫升 苹果 400 克

　　该两人份食谱食物多样、营养全面,脂肪含量较低,多选用优质蛋白质,易于年长者消化吸收。本食谱特别适合咀嚼功能减退、免疫力低下的人群使用。能促进钙质吸收,有助于预防老年人骨质疏松症。

　　(1) 莲子糯米粥

　　原料:糯米 100 克、莲子 25 克、红糖适量。

　　制作方法:

　　① 将糯米淘洗干净后放入清水中浸

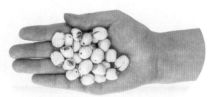

泡 1 小时,捞出沥干备用;莲子洗净;

　　② 锅中加入适量清水后放入糯米、莲子,大火烧开后转小火熬煮至浓稠,倒入红糖搅拌均匀即可。

　　营养师点评:莲子中含有莲心碱、芸香甙、牛角花糖甙、棉子糖等多种营养物质,具有补脾止泻、益肾涩精、养心安神、补气补虚等功效,对缓解中老年人肺部不适、体虚气弱等症有较好的食疗保健作用,莲子与温暖脾胃、补益中气的糯米合用,滋补效果更佳。

　　(2) 虾皮蔬菜饼

　　原料:面粉 200 克、卷心菜 200 克、虾皮 20 克、葱、姜、花椒粉、食用油、食盐各适量。

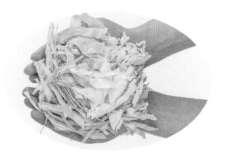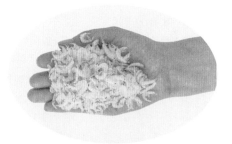

　　制作方法:

　　① 面粉中加适量清水,和成面团;虾皮洗净,葱、姜洗净后切末;

　　② 卷心菜洗净后切碎,加少许食盐腌渍片刻,挤去水分,倒入虾皮,加葱、姜末、花椒粉、食盐一起搅拌均匀制成馅料;

　　③ 将面团揉好,制成剂子,擀成面皮,然后包入馅料,再用擀面杖将其擀成饼状;锅中加适量食用油,烧至四成热后放入馅料两面煎熟即可。

　　营养师点评:卷心菜营养丰富,其维生素 C 含量是白菜的一倍,具有防癌抗癌、提高机体免疫力的功效。虾皮矿物质含量高,是钙元素优质的食物来源之一。这道主食有助于增强体质,预防中老年人骨质疏松。

（3）虫草花老鸭煲

原料：老鸭肉 150 克、虫草花 10 克、大枣 5 颗、盐、姜片各适量。

制作方法：

① 鸭肉去毛洗净，焯水备用；

② 大枣洗净泡发，虫草花洗净；

③ 将老鸭肉、虫草花、大枣、姜片放入炖盅，文火炖 4 小时，加食盐调味即可。

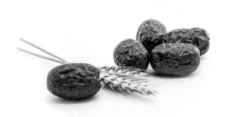

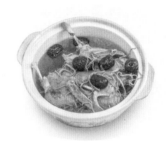

营养师点评：虫草花性平和，不寒不燥，对增强和调节人体免疫功能、提高人体抗病能力有一定的作用，还有护肝益肾之功效。鸭肉性偏凉，可以消除人体内的燥热，有补阴、养肺之功效，为中老年人日常食疗佳品。

（4）山药薏米糊

原料：山药 70 克、薏米 50 克。

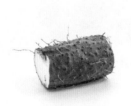

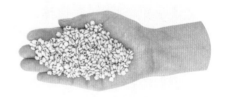

制作方法：

① 山药去皮洗净，切成小块，薏米洗净、浸泡；

② 将山药和薏米一同放入料理机，加入适量清水；

③ 按下"米糊"键制成糊即可。

营养师点评:薏米所含蛋白质远比米、面高,且易被人体消化吸收,对减轻胃肠负担、增强体质有益。山药能增进食欲、促进消化吸收,还能降低血糖。二者合用,有健脾胃、补肺肾、清热利湿、滋养肌肤等功效。

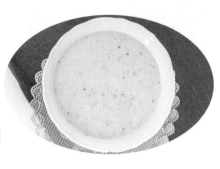

（5）什锦荞麦卷

原料:荞麦面 100 克、土豆 150 克、青、红柿子椒各 30 克、鸡蛋 1 个,葱段、蒜末、食用油、食盐适量。

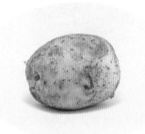

制作方法:

① 土豆去皮洗净,青、红柿子椒洗净去籽切成丝;

② 鸡蛋打散,倒入荞麦面中,加适量清水和食盐,一起搅拌均匀制成糊;

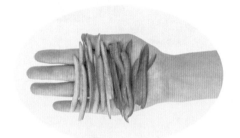

③ 平底锅中加适量食用油,烧热后倒入荞麦糊,摊平煎成面皮,盛出备用;

④ 锅中加适量食用油,烧热后下葱、蒜末炝锅,倒入土豆丝和青、红柿子椒丝一起翻炒,加适量食盐调味,炒熟后盛出;

⑤ 炒熟的土豆丝倒在荞麦皮上,卷成卷状装盘即可。

营养师点评:土豆含有丰富的 B 族维生素和淀粉,有助于促进胃肠道的消化功能,所含的大量纤维素可宽肠通便。荞麦具有健脾益气、开胃宽肠、消食化滞、除湿下气的功效。这款面食味道鲜美,可开胃健脾、增强机体免疫力。

(6) 枸杞猪肝汤

原料:猪肝 100 克、枸杞子 20 克、食用油、料酒、食盐、胡椒粉各适量,葱段、姜片少许。

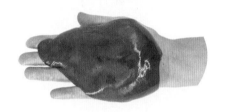

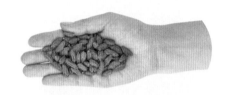

制作方法:

① 猪肝洗净切成片,枸杞子洗净;

② 将炒锅置火上,倒入油烧热,放入猪肝片、葱段、姜片煸炒,加入料酒、食盐炒匀;

③ 加入适量清水,放入枸杞子煮至猪肝熟透,加入胡椒粉调味即成。

营养师点评:猪肝富含维生素 A 和微量元素铁、锌、铜等,与枸杞搭配,可以养肝明目、补血健脾。此汤清爽鲜美,对预防老年人缺铁性贫血等症有较好的辅助食疗作用。

(7) 健脾养胃粥

原料:大米 30 克、小米 30 克、南瓜 30 克、胡萝卜 30 克。

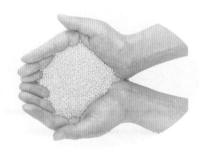

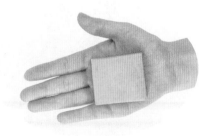

制作方法：

① 将大米、小米洗净，南瓜、胡萝卜洗净切丁；

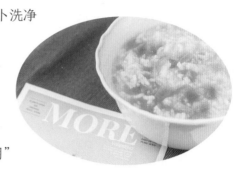

② 将原料一同放入锅中，加入适量清水后大火煮开转小火煲 30 分钟，稍焖片刻即可。

也可将原料一起放入料理机，加入适量清水；启动料理机，按下"米糊"键制成健脾养胃糊。

营养师点评：小米色氨酸含量较高，可有助于睡眠。南瓜、胡萝卜含有丰富的胡萝卜素，可在体内转成维生素 A，可保护视力、消除疲劳、提高记忆力。上述原料与大米、小米搭配制成米糊后更易吸收，营养价值更高。

四、食材就是要精挑细选

随着人们生活水平的提高，物质不断丰富，可选择的食材越来越多，如何科学地选购食材成为了一件难事，那么应该如何挑选呢？

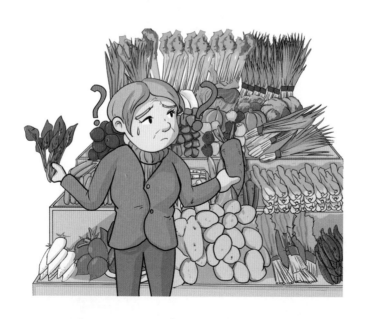

首先,在选购食材前要做好计划,做到按需购买,尤其是购买保质期短的食材时。其次,为了保障食物的新鲜和营养应该优先选择当地、当季的食物。而最重要的步骤,是学会辨别食材是否新鲜。此外,在选购预包装食品时要看食品营养标签,通过营养标签可以了解到食品的新鲜程度、营养信息等内容。

　　为了做到科学饮食,选购食材时还要注意均衡搭配。下面就按照《中国居民膳食宝塔》的推荐依次介绍食物选购的要点,以便让读者顺利选择食材。

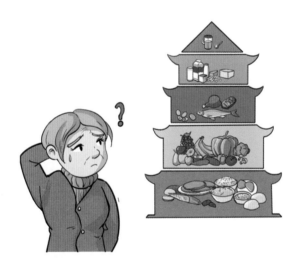

Ⅰ. 如何选购膳食宝塔第一层(谷薯类)食材

　　食物多样,谷类为主。谷薯类因为富含淀粉,所以常常作为主食来源,杂豆类经常作为主食的补充,具有特殊的营养意义。老年人每人每天4~6两(200~300 克)的主食中,可按照 1~3 两(50~150 克)全谷物和杂豆,1~2 两(50~100 克)薯类(马铃薯、甘薯、芋头、山药、木薯等)的摄入量选购食材。

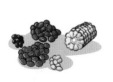

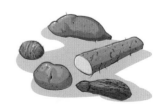

1~3两（50~150克）　　　　1~2两（50~100克）
全谷物和杂豆　　　　　　　薯类

在选购时,精白米、精白面由于加工过度,导致营养价值下降,因此鼓励增加全谷物(未经精细化加工或虽经简单加工处理仍保留完整谷粒的谷物)和杂豆(红豆、绿豆、芸豆、花豆等)类食材。需注意的是,未成熟或发芽的马铃薯(土豆)含有较多的龙葵素(可引起溶血,并有麻痹运动中枢及呼吸中枢的危险),所以购买时要选择成熟且未发芽的马铃薯。

2. 如何选购膳食宝塔第二层(果蔬类)食材

保证餐餐有蔬菜、天天吃水果。可按照每人每天 4~7 两(200~350 克)水果、6 两至 1 斤(300~500 克)蔬菜的摄入量选购果蔬。

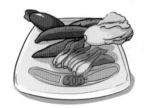

6两至1斤（300~500克）蔬菜

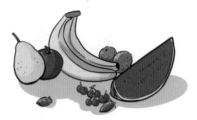

4两至7两（200~350克）水果

注意果蔬的新鲜程度,避免过长时间存放。最好采购当季时令的鲜果。选购蔬菜时,建议多选择颜色鲜亮的菜品,尤其深色蔬菜(如菠菜、油菜、胡萝卜、西红柿、紫甘蓝、红苋菜等),最好能占蔬菜总量的一半以上。

需注意的是,水果和蔬菜是不能互相替代的,果汁等水果制品也不能替代新鲜水果。

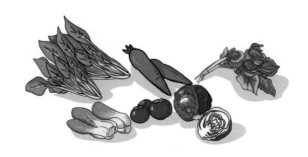

3. 如何选购膳食宝塔第三层（肉蛋类）食材

适量吃鱼、禽、蛋、瘦肉。畜、禽、鱼、蛋类食物都属于动物性食物，富含优质蛋白质、脂类、脂溶性维生素等多种营养素，是平衡膳食的重要组成部分。建议每人每天食用畜禽肉类、水产品各 1 两左右（40~75 克）、蛋类 1 个（40~50 克）。

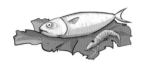
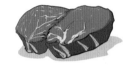

水产品各 1 两左右（40~75 克）　　畜禽肉类 1 两左右（40~75 克）　　蛋类 1 个（40~50 克）

购买要留意食材是否新鲜。

新鲜畜禽肉红色均匀、脂肪白色、肌肉结实有弹性，指压肌肉后外凹陷立即恢复、外表微干或微湿润、表面不粘手。

新鲜鱼类眼球饱满突出、腮丝清晰、肌肉坚实有弹性，指压后凹陷立即消失。

鲜蛋蛋壳坚固、完整，常有一层粉状物，手感发沉、手摸发涩。另外产出一周内的鸡蛋状态最好，购买时要注意标签时间，选择新鲜的鸡蛋。

4. 如何选购膳食宝塔第四层（乳类、大豆坚果类）食材

多吃奶类、大豆。建议每人每天摄入 300 克乳类、半两（25~35 克）大豆及坚果。

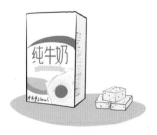
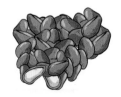

建议每人每天摄入 300 克乳类　　　　建议每人每天摄入半两左右
　　　　　　　　　　　　　　　　　　（25~35 克）大豆及坚果

市面上常见的乳类品种包括液态奶、酸奶、奶粉、奶酪等，在购买时一定要看营养标签。

如何区分乳及乳饮料？选择牛奶时，需要选择配料表第一位是生牛乳（或牛乳）或者营养标签中蛋白质含量约为3%的乳类产品。防范不良商家借用"进口奶源""××牛奶"等字眼的乳饮料来混淆牛奶。

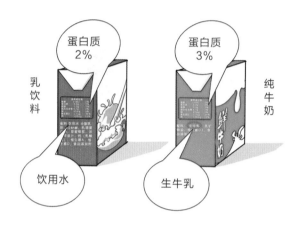

若饮用纯牛奶有腹胀、腹泻等乳糖不耐受症状者，可以少量多次饮用，每次饮用量不超过100毫升，间隔两小时以上，或者直接改为饮用酸奶。

需要注意的是，酸奶经过发酵，蛋白质、脂肪和乳糖都有部分分解，人体更容易消化吸收，但市面上的大部分酸奶为了口感会额外添加糖，购买时要谨慎。

大豆类包括黄豆、黑豆和青豆，以及大豆制品（如豆腐、豆干、腐竹、豆芽等），新鲜的豆腐呈乳白色或淡黄色，具有豆类特有的清香，有一定的弹性，质地细嫩。当新鲜蔬菜不足时，可以选购豆芽，其可以提供较多维生素 C。

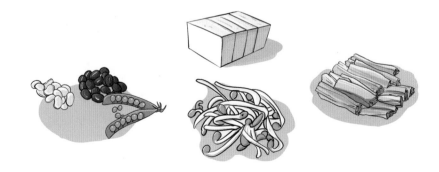

此外,还需注意的是,坚果类食材在选择时一定要注意看是否有发霉,发霉的坚果对身体伤害特别大。

5. 如何选购膳食宝塔第五层(油、盐类)食材

食用油和食盐摄入过多会对身体造成伤害。健康成人每天烹调油25~30 克,食盐不超过 6 克。选购食用油时建议优先选择植物油(因植物油中不饱和脂肪酸含量较高,动物油中饱和脂肪酸含量较高)。

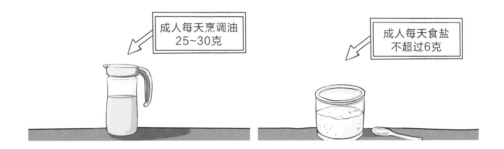

市面上常见的植物油种类繁多,且不同种类的植物油营养特点也各不相同,如葵花子油、玉米油、豆油富含亚油酸,亚麻籽油富含亚麻酸,茶油、橄榄油富含单不饱和脂肪酸等,因此不要一直食用一种油,建议在购买食用油时最好购买小瓶装且各种油轮换购买为宜。

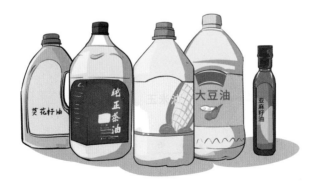

市面上常见的食盐有加碘盐、低钠盐和无碘盐。由于包括浙江在内的很多地区都属于碘缺乏区,所以购买食盐时,建议购买加碘盐,特别是家里有孕妇、乳母及儿童少年时更应该选用加碘盐。患有甲亢、甲状腺炎等甲状腺疾病

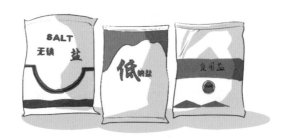

的人群应根据医生的建议科学选择盐的种类。如果患有高血压、心脏病等疾病,应尽量减少钠的摄入,可以选择高钾低钠盐,在保证口味的基础上减少钠的摄入,降低高血压、心脏病等疾病风险。

6. 三步读懂营养标签

在购买预包装食品时除了看食品的生产日期、保质期外,还需要重点关注营养成分表及配料表等营养标签信息。

只需要三步就能轻松读懂营养标签。

第一步,看营养成分表。我国营养成分表采用"1+4"的模式,1为"能量",4为"蛋白质、脂肪、碳水化合物和钠"。营养成分表第二列一般为100克(毫升)或一份该产品含有各种营养素的量,第三列为营养素参考值百分比(NRV%),用于比较该营养成分含量占推荐摄入量的比例,用百分比形式标示。比如,南方人比较爱吃的酱板鸭的营养成分表显示,吃100克酱板鸭摄入能量为正常成年人一天推荐总量的15%,蛋白质为41%,钠为68%,所以在选购时,可以参考NRV值。尤其是高血压患者要重点关注钠,糖尿病患者重点关注能量

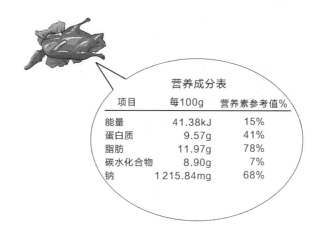

营养成分表

项目	每100g	营养素参考值%
能量	41.38kJ	15%
蛋白质	9.57g	41%
脂肪	11.97g	78%
碳水化合物	8.90g	7%
钠	1 215.84mg	68%

和碳水化合物。

第二步,看配料表。配料表中各种配料按照"食物用料量递减"的原则排序。通过配料表的先后顺序,可以了解食物的主要原料,及使用的添加剂。牛奶和乳饮料也可以通过这种方法区分。糖尿病患者购买杂粮面包,通过配料表的排序也可以选择出哪种面包更适合。

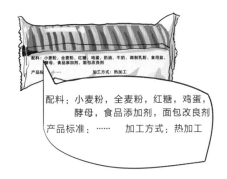

配料:小麦粉,全麦粉,红糖,鸡蛋,
　　　酵母,食品添加剂,面包改良剂
产品标准:……　　加工方式:热加工

第三步,补充的其他营养信息。如营养声称、功能声称和健康声称等。凡是对食品作出营养信息补充的声称,必须符合国家标准的规定,不能虚假或夸大其营养作用。如高蛋白食物是指每 100 克食品蛋白质含量≥12 克或每 100 毫升食品蛋白质含量≥6 克;低糖食品指每 100 克或 100 毫升食品糖含量≤5 克;低脂肪食品指每 100 克食品脂肪含量≤3 克或 100 毫升食品中≤1.5 克;低钠 / 低盐食品是指营养标签中每 100 克或 100 毫升食品中钠含量≤120 毫克。这就需要与营养成分表结合来判定。

学会读懂营养标签并不难,可以帮助消费者选择食品,促进健康饮食,所以在购买预包装时一定要多看多用营养标签。

总而言之,在采购时一定要火眼金睛,挑选新鲜安全的食物,还要注意饮食卫生,少吃腌制、酱制、熏制的食品。尤其是具有勤俭节约习惯的老年人,切记不要为了贪图一时便宜,选购不新鲜甚至发霉的食物,这样制作的菜肴不仅营养缺失,还有食品安全风险。

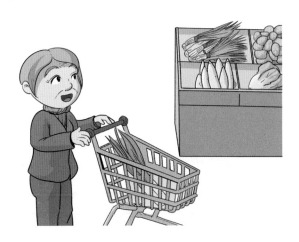

五、咀嚼吞咽障碍老年人的食物加工制作方法建议

吞咽障碍(简称吞障)是老年人(65岁及以上)常见的一种疾病。2016年《欧洲吞咽障碍学会 - 欧盟老年医学会白皮书》报道:独居老人吞障发生率为30%~40%,老年急症者发生率为44%,养老 / 医养机构老人发生率为60%。吞咽功能下降后,会导致进食和进水困难,严重者完全无法进食进水,使患者营养状况下降,影响生活质量甚至危及生命。那么,老年咀嚼吞咽障碍人群如何选择食物以及如何进行合理的加工,就成为了保证进食量的关键。

1. 什么是吞咽障碍

吞咽障碍包括吞咽过程异常,即因下颌、双唇、舌、软腭、咽喉、食管等器官结构和 / 或功能受损,不能安全有效地将食物输送到胃内,导致患者不能摄取足够营养和水分。

2. 吞咽障碍的原因是什么

从生理角度来说,老年人的牙齿脱落、味觉和嗅觉改变、咀嚼能力下降等都容易造成食物咀嚼不充分,导致吞咽障碍;从病理角度来说,许多疾病可能导致吞咽障碍,如头颈部的放化疗、帕金森病等,其中最易造成吞咽障碍的是神经内科疾病,如脑卒中、老年痴呆等。吞咽障碍影响老年人的生活质量和健康,增加老年人的死亡风险。

3. 吞咽障碍有哪些危害

随着吞咽功能的进行性减弱,患者主观进食的意愿降低,同时,由于进水时存在误吸及呛咳,造成饮水恐惧感,导致进食和进水量减少,容易发生脱水

及营养不足;食物残渣或胃内容物误吸至气管和肺部,容易引发肺部感染;脱水又导致口干、唾液分泌减少、脑功能下降,进一步加重吞咽障碍;营养物质摄入不足可导致患者体重进行性下降、机体免疫力降低、骨骼肌含量减少等,可能出现机会性感染,增加跌倒的危险性。

4. 吞咽障碍如何分级

根据患者吞咽功能受损的程度,根据临床表现将其分为不同的等级,具体见表7:

表7　不同吞咽功能级别对应临床表现划分表

吞咽功能级别	临床表现
7级正常	无吞咽障碍
6级轻度问题	主观评估有轻度吞咽问题,存在咀嚼不充分但口腔残留少,无误吸
5级口腔问题	存在先行期和准备期;口腔期中度或重度障碍,进食时间延长,口腔内残留食物增多。可能存在脱水和营养不良风险
4级机会误吸	常规经口进食存在误吸风险,通过视频透视吞咽检查可见咽头食物残留。可能存在脱水和营养不良
3级水分误吸	存在水的误吸,吃饭只能咽下食物,但摄取的能量不充分
2级食物误吸	存在水分、固体、半固体食物误吸,基本不可经口进食。可保持稳定的呼吸状态。需要长期管饲营养支持
1级唾液误吸	存在唾液误吸,不能经口进食、饮水。无法保证稳定的呼吸状态

5. 如何预防及延缓吞咽障碍的发生

关注有无导致吞障发生的疾病因素,如颅脑外伤、神经系统疾病等,去除原发疾病可以有效预防吞障的发生。

(1) 做好筛查与评估:对于确诊或疑似吞咽障碍的患者,进行临床吞咽评估(clinical swallow evaluation,CSE),CSE 包括全面的病史、口颜面功能和喉部功能评估及进食评估三个部分(本文不展开叙述,可至相关医院进行评估)。

(2) 调整进食及康复训练:对于已确诊为吞咽障碍的患者,视患者情况调整进食方法或食物质地及结构,并进行相应的功能康复训练,可以在一定程度上延缓吞障的进展。

6. 吞咽障碍老人应如何选择食物及加工方法

吞咽障碍老人在食物选择上应与正常人有所不同,根据老人吞咽障碍分级的不同,可相应地选择软食、半流质膳食、糊状饮食等。食物加工方面,首先宜选择密度均匀、黏性适当、不易发生误吸且容易通过咽部和食管的食物,并且需要改变食物性状,把固体食物改成泥状或者糊状,或者在稀液体中加入增稠剂以增加黏度。

7. 吞咽功能 6~7 级的老人应如何选择食物

吞咽功能 7 级的正常老人,在饮食上可按本篇"四"的方法选择食物,并注意及时看牙医。吞咽功能 6 级的老人,有轻度咀嚼及吞咽问题,但没有误吸,此期老人可选择软食。软食的食物特征是细软、不散、不黏,容易咀嚼,或者可用牙龈咀嚼。每餐主副食搭配,主食为米、面、薯类,副食为肉、蛋、乳制品及蔬菜。主食以蒸熟烤软烂的米面食物及制品为主;副食方面,肉类食物可以切成丝或者片然后烹饪,也可以剁碎成肉糜后制作成肉丸食用;鱼虾类需去刺去骨,可以做成鱼片、鱼丸、鱼羹等;蔬菜以叶菜类、茄果类等容易煮烂的蔬菜为主;水果选择质地松软的新鲜水果;质地较坚硬的食材如坚果、杂粮等可以碾碎成粉末冲调食用,质地较硬的水果或蔬菜可以粉碎榨泥食用。制备要点方面要切小切碎,并且延长烹调时间,烹调方式采用炖、煮、蒸、烩、焖、烧等方法。进食时注意细嚼慢咽,防止呛咳。

不宜选择的食物有:油煎炸食品、高脂肪食品;凉拌菜,尤其是含粗纤维较多的蔬菜,如芹菜、韭菜等;坚果类食物如花生、核桃、杏仁等,但制成粉末状或花生酱、核桃酥后可适量食用;整粒的豆类、糙米做成的米饭以及刺激性的调味品,如辣椒粉、芥末、咖喱等。

8. 吞咽功能 4~5 级的老人应如何选择食物

吞咽功能 4~5 级的老人,存在食物咀嚼不充分、吞咽存在一定障碍的问题,进食时可能存在误吸,此期可选择半流质膳食。

半流质的食物特征是湿润有形状,即使没有牙齿也可用舌头压碎,并且容易形成食团,在咽部不会分散,容易吞咽。同样的每餐主副食搭配,主食以米、面为主,副食为肉、蛋、乳制品、蔬菜水果等。主食可选择做成粥、面条、面包、馄饨、包子等,以软烂易消化为主;副食方面,畜肉可以选择嫩的瘦猪肉,或者是制作成肉泥、肉丸,鸡肉可以制作成鸡丝、鸡肉泥,鱼虾类可以选择嫩的虾仁、鱼丸、去骨煮烂的鱼块等;蛋类除了过油煎炸的烹调方法之外,其余各种方法均可以选用,比如蒸蛋羹、水煮蛋等;乳类及乳制品都可以选用,如牛奶、奶酪等,若饮用纯牛奶有腹胀、腹泻等乳糖不耐受症状者,可以少量多次饮用,每次饮用量不超过 100 毫升,间隔两小时以上,或者直接改为饮用酸奶;豆类可以制作成豆腐脑、腐乳等;蔬菜宜选择嫩的叶菜类,可做成菜泥,或者切碎加在面条或粥内煮烂食用。半流质膳食含水量较多,需增加餐次,每日 5~6 餐,间隔时间 2~3 小时。食物选择尽量多样化,以增进食欲。

不宜选择的食物有:蒸米饭、煎饺等坚硬且难以消化的食物;粗纤维多的蔬菜、大量大块的肉类;各类高脂肪或者油煎炸食品;刺激性的调味品。

9. 吞咽功能 3 级的老人应如何选择食物

吞咽功能 3 级的老人,基本没有咀嚼食物的能力,但仍可咽下食物,饮水或稀薄液体时容易误吸及呛咳,此期老人可选择糊状饮食。

糊状饮食的食物特征是将食物粉碎并制作成泥状,无需咀嚼且容易吞咽,食物通过咽部和食管时易发生变形,且很少在口腔内残留。这类食物通常是先将食材搭配好并烹饪完成,烹饪方式以蒸、煮、炖等为主,然后将烹饪完成的食物经过机械粉碎加工成糊状。粉碎加工完成的食物质地细腻均匀,稠度适中,以不易松散、不分层、不粘牙、能在勺子上保持形状为标准。食物种类的选择上与半流质膳食相近,烹饪时避免刺激性调味品的使用。在给老人喂食时,掌握适合吞咽的“一口量”,一口量一般在 5~10 毫升(克),或者 1/3 汤勺,同时避免进食过快,防止误吸及呛咳;大部分吞咽障碍老人最容易误吸稀薄液体,需在液体内加入增稠剂以增加黏度,可减少误吸,增加营养素的摄入。

目前,先进的 3D 打印技术已经有用于食物制作的案例。在制作前,所有的食物都被打成糊状,然后通过 3D 打印技术将其制作成各种各样的形状,外观看上去是固体食物,保持了食物的色香味形,但入口即化,无需咀嚼。这样制作出来的食物能让吞咽功能尚存的老人食欲提高,享受进食带来的乐趣,增加进食量。

10. 吞咽功能 1~2 级的老人应如何选择食物

吞咽功能 1~2 级的老人存在严重误吸,不可经口进食,此期需要长期管饲营养支持。常用的管饲方式有鼻胃管、鼻肠管、经皮内镜下胃造瘘术、经皮内镜下空肠造瘘术。管饲老人所有的水分及营养素均从管道推注,故而需家庭自制食物匀浆膳。

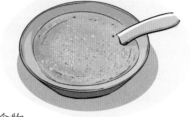

食物匀浆膳制作方法与糊状饮食类似,食物烹饪完成后需搅拌打碎,但相比于糊状饮食而言要更稀、密度更低,避免推注困难或者管道堵塞的现象发生;另外,需注意推注匀浆膳时的速度,不可推注过快,匀浆膳的温度不可过高也不可过低,以 35~40 摄氏度为宜,否则容易刺激胃肠道出现腹泻等症状;管饲支持期间应少量多次推注,每次推注的液体量在 250 毫升以内为宜,避免一次推注过多加重胃肠道负担。

相比于家庭自制食物匀浆膳而言,特殊医学用途配方食品(以下简称"特医食品")更适合于长期管饲营养的老人。特医食品通常呈粉剂,需要使用时直接冲调配制成液体即可推注,更加方便快捷且安全,而且其种类较多,有维持基本营养需求的全营养型制剂、强化某种营养素补充的组件制剂等,可根据老人营养状况选择合适的方案,做到缺啥补啥,更加个性化,相较于自制匀浆膳而言,更容易精确掌握老人每日摄入的总能量及营养素,且可以根据老人的营养状况定期调整方案。目前,特医食品主要由医院营养科门诊开具,并且需要在医师或营养师的专业指导下使用。

11. 如何做好医院营养过渡到家庭营养

吞障老人的营养治疗应在医院内开始,由于吞障的疾病特点,出院后的家庭营养治疗也非常重要。无论是口服营养补充还是管饲营养,都需在医院内由医师或营养师确定治疗方案,并试行 2~4 周,确认老人可以耐受、无不良反应的出现,则可以延续到家庭中继续应用。营养师定期对老人的营养治疗情况进行随访,老人也需定期到营养门诊复诊,解决家庭营养使用中出现的问题,评估老人的进食状况,适当调整饮食及营养治疗方案以保证老人的营养需求。

12. 吞咽障碍老人食物选择误区有哪些

误区一:认为吞障老人的饮食越稀越容易吞咽

很多人下意识的认为稀薄液体更容易吞咽,但事实上恰恰相反。水及稀薄液体在口腔内不能保持形状,而吞障老人往往无法完全封闭咽和气管的通道,导致液体通过咽部时容易进入气管内引起呛咳,所以,吞障老人在进食稀薄液体时需添加增稠剂,减缓液体通过咽部时的流速,预防呛咳。

误区二:躺着喂食更好吞咽

某些疾病(如脑卒中)导致吞咽障碍且长期卧床的老人,许多家属都会让老人平躺着喂食,但平躺的体位不容易使食物顺利地通过咽喉部进入食管,更容易引起呛咳,时间久了容易引起吸入性肺炎。所以,正确的喂食体位应该是半卧位,上半身与床保持在 45 度角或以上,脖子尽量前倾,这样更加有利于吞咽,可以预防误吸及呛咳(可参考本书第一篇"十五"中的方法)。

六、如何制作软食、半流质、流质饮食

软食物制作举例——虾仁面

锅热倒油,放姜葱煸香后倒入虾仁翻炒,微变色时倒入料酒,炒香后倒入开水,煮 2~3 分钟,出锅备用。锅内倒入开水煮沸放入面条,煮至面条软糯,放入虾仁和碎青菜,大火再煮 1~2 分钟,放盐调味,起锅。

半流质食物制作举例——肉末碎菜粥

将新鲜的瘦肉洗净,剁成碎末,新鲜的青菜或胡萝卜洗净切碎,用少量的油煸炒肉末,然后加入碎菜一起炒熟,快熟时加少量盐或酱油。也可将肉末、青菜内加少许盐,上屉蒸熟,然后用小勺搅散,备用。将做好的肉末碎菜放入煮好的稠粥内,调匀即可。

糊状食物制作举例——详见本书"山药薏米糊"。

流质食物制作举例——鲫鱼豆腐汤（食用汤）

鲫鱼一条，收拾干净，在鱼身上两边各划 3 刀，将鲫鱼两面煎黄后倒入 2 碗水，加料酒，姜丝，大火烧开，汤汁变白时加入豆腐块，小火慢炖。小火炖到汤汁浓稠，加少量盐即可。去除鱼肉、鱼骨和豆腐，留取鱼汤即为流质。

七、营养强化剂、保健食品和营养素补充剂

老年人随着年龄的增加，生理功能减退，出现不同程度的营养和健康问题。由于活动量相应减少，消化功能衰退，使得老年人食欲减退，能量摄入降低，导致一些微量营养素摄入不足或吸收利用率不高，进而导致老年人健康和营养状况不佳。国内外大量研究表明，强化膳食中供给充足的维生素和矿物质能够改善机体的营养状况。保健食品具有明确的功效成分，有试验证据表明对调节机体代谢、改善老人营养状况具有一定保健作用。

1. 什么是营养强化剂

营养强化剂是指为了增加食品的营养成分（价值）而加入到食品中的天然或人工合成的营养素和其他营养成分。前面所说的营养素包括了蛋白质、脂肪、碳水化合物、矿物质、维生素等，其他营养成分是指除营养素以外的具有营养和／或生理功能的其他食物成分，如低聚果糖、叶黄素、DHA 等。

2. 什么是保健食品

《中华人民共和国食品安全法》将保健食品定义为特殊食品。它是具有特定保健功能或者以补充维生素、矿物质为目的的食品。它不能以治疗疾病为目的，只适用于特定人群食用。

3. 什么是特医食品

特殊医学用途配方食品（简称"特医食品"）是为了满足进食受限、消化吸

收障碍、代谢紊乱或特定疾病状态人群对营养素或膳食的特殊需要，专门加工配制而成的配方食品。

4. 营养强化食品、营养素补充剂、特医食品和保健食品有什么区别

营养强化食品是指添加了营养强化剂的普通食品，区别于营养素补充剂，属于食品范畴，不具有特定的功能，对服用量没有严格限制。营养素补充剂属于一类保健食品，以补充维生素和矿物质为主要目的，经国家主管部门批准、获得注册或备案批文的产品，需严格参照说明书要求按量服用。特医食品适用于特定的疾病人群，需在临床医生和临床营养师指导下使用。保健食品一般是指具有特定的功能，经过国家主管部门批准，获得注册或备案批文的产品，需严格参照说明书要求按量服用。

5. 常见的针对老年人的营养强化食品有哪些

日常所见的食品中，针对老年人的营养强化食品主要有调制乳粉类（老年配方奶粉）、液态饮料类（牛奶、羊奶、豆奶等）、食用油和调料类（盐、酱油）、糕点类（糕点、饼干）和芝麻糊类（芝麻糊、藕粉、核桃和其他坚果粉）。调制乳粉类以强化补充蛋白质、钙、铁、锌、维生素 C 和维生素 A、维生素 D、维生素 E 为主要特点，部分产品添加膳食纤维、牛磺酸、植物甾醇和益生菌。液态乳饮料类以"低脂、脱脂、无乳糖"为特点，非乳饮料主要强化水溶性维生素和部分矿物质。食用油主要强化脂溶性维生素，调味品主要强化铁、碘等矿物质。糕点类大部分营养声称"富含膳食纤维""粗粮纤维""无蔗糖、麦芽糖醇"等为特点，但这类产品一般脂肪含量总体较高。芝麻糊类，冲调食用，易于老年人消化和吸收，口感丰富。老年人群可根据自身饮食习惯及喜好，选择食用上述几类营养强化食品，以改善营养素摄入水平。

6. 适合老年人的保健食品有哪些

根据老年人的生理和健康需求，从功能上区分，常见的适合老年人的保健食品主要有：具有增强免疫力、调节胃肠道、辅助降血脂、辅助降血压、辅助降

血糖、抗氧化、改善记忆、促进睡眠及增强骨密度等功能的产品。

　　适合老年人增强免疫力类的产品以枸杞、黄芪、灵芝孢子粉、铁皮石斛、西洋参、人参、阿胶等为主要原料制成。调节胃肠道功能的产品主要以益生菌(如鼠李糖乳杆菌、植物乳杆菌、干酪乳杆菌、双歧杆菌等)、益生元(如低聚果糖、菊粉等)、膳食纤维等为主要原料制成。辅助降血脂的保健食品以大豆、鱼油、山楂、红曲、绞股蓝、银杏叶、茶叶、苦瓜等为主要原料制成。辅助降血压类保健食品主要以天麻、罗布麻、葛根、山楂、决明子、绞股蓝、杜仲、白菊、茶叶、银杏叶、莲子心、丹参、芹菜等为主要原料制成。辅助降血糖类保健食品原料主要有苦瓜、蜂胶、黄芪、苦荞等。促进睡眠的保健食品以酸枣仁、桂圆肉、百合、茯苓、牡蛎、阿胶、枣、人参、三七、丹参、五味子、天麻等为主要原料制成。

7. 常见的适用于老年人的营养素补充剂有哪些

　　常见的适用于老年人的营养素补充剂主要有：维生素类包括维生素 A、B 族维生素(维生素 B_1、维生素 B_2、叶酸、维生素 B_{12})、维生素 C、维生素 D、维生素 E、β- 胡萝卜素等；矿物质类包括钙、硒、锌、铬等；其他成分有叶黄素、膳食纤维、氨基葡萄糖及硫酸软骨素等。

8. 老年人选择营养素补充剂应遵循哪些原则

　　选择营养素补充剂应遵循以下原则：

　　(1) 确定自己的膳食是否满足营养需要。这需经过膳食、营养状况指标和体征等来评估，最好咨询营养专业人员(营养师、营养专家或医生)后再进行选择。

　　(2) 经我国正规超市和药店购买的营养素补充剂，均符合摄入量的要求，选购时认准批准文号及"小蓝帽"标识并严格遵循说明书要求进行服用。

　　(3) 营养素的补充剂量，可参考说明书。但应注意不要同时服用两种及以上含有同样成分的营养素补充剂。

9. 老年人选择功能性保健食品应遵循哪些原则

　　老年人在选择功能性保健食品的时候，应当遵循以下原则：

（1）保健食品不是药品，不以治疗疾病为目的，任何保健食品都不能代替药品，出现了相应的疾病症状，应及时就医，以免延误病情。

（2）不能重复地服用功能相同的多种保健食品，以免发生过量，引起不良反应。

（3）认准保健食品包装和标签上的批准文号和"小蓝帽"标识，认真阅读产品说明书上注明的适用人群和推荐剂量，并按要求服用。

（4）服用保健品后注意观察效果，不要一次买得太多。

（5）买保健品前在国家官网上查询相关信息。

10. 如何通过批准文号上网查询是否为国家批准的正规的保健食品

凡是获得国家批准的正规的保健食品，均可在国家市场监督管理总局的网站进行查询。具体方式如下：

（1）查询网址：http://www.samr.gov.cn/tssps/

（2）找到"特殊食品信息查询"链接并进入。

（3）可在"高级查询"中键入产品名称、批准文号、申请人中文名称、保健功能及主要原料中任一关键词进行查询。

第三篇

老年人常见营养问题误区

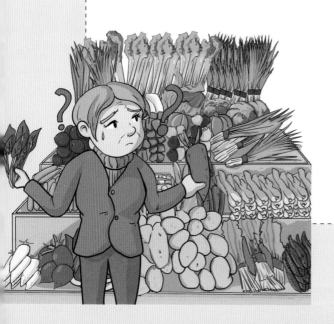

据调查,营养问题已经成为影响老年人生活质量的主要问题,而老年人在日常生活中存在较多的营养养生误区,比如盲目信奉保健品、补品的养生功效,认为"千金难买老来瘦",从而不吃主食,盲目吃素等。有些饮食营养误区正在悄悄地损害老年人的健康,影响老年人的生活质量,同时还可能影响一些老年疾病的治疗和恢复。那么,哪些营养养生误区是老年人应该避免的呢?

1. 身体衰弱的老年人营养补充多多益善吗

要想提高免疫力,加强营养是必需的,但营养的摄入并非多多益善,关键是全面且均衡。对于老年身体衰弱人群来说,太多的营养摄入会加重机体负担,影响消化吸收,如高蛋白饮食将增加肾脏负担,对肾功能不全的老年人健康尤为不利。

2. 老年衰弱人群只吃软烂食物可以吗

老年衰弱人群往往因牙齿不好,消化功能减退,饮食以松软易消化吸收的食物为主,但不要只吃软烂的食物,平时进食应多咀嚼。咀嚼的动作有助于延缓脑部衰老,避免记忆等认知功能的减退。

3. 锻炼时间是早上好还是晚上好

不少老年人群喜欢将锻炼身体的时间安排在天亮或者天蒙蒙亮的时候,这是错误的。清晨人体功能处于低谷状态,交感神经兴奋性开始升高,血压上升,增加了心血管系统的负担和耗氧量;同时晨起血液黏稠度高,容易产生运动性血栓,意外风险发生率高。且清晨自然环境条件欠佳,空气浊物较多。世界卫生组织推荐的最合适的时间是9:00—10:00或16:00—20:00。

4. 老年人只要多补钙就能预防骨钙流失吗

老年人在确诊缺钙的情况下,从高钙食物中补钙比较安全,如果确实缺钙严重,可以在医嘱的情况下适量补充钙制剂。另外,在补钙的时候一定要注意,不能单纯补钙,要适量补充维生素D,多晒太阳,这是促进钙吸收的"黄金搭档"。同时也要注意多吃新鲜水果蔬菜,少喝酒和咖啡。此外,补钙的同时要注意不能过多地摄入蛋白质、糖、盐,这些会影响钙质的吸收,增加钙的流失。

5. 老年人补钙越多越好吗

补钙是缺钙的老年人进行针对性的适量补充,如果长时间超量地补充钙制剂,可能会引起便秘、急性胃肠道症状以及肾结石、骨质增生等,严重的甚至会引起高钙血症,所以老年人一定要在医生的指导下合理适量地补钙。

6. 体重控制很重要,少吃一点就可以了吗

体重的控制不只是少吃、不吃这么简单,更讲究各种食材和营养素的整体平衡。人体是一个有机的整体,正常的生理代谢依赖脂肪、蛋白质、碳水化合物、维生素和矿物质等各类营养素相互协调合作。盲目通过少吃和不吃来进行节食减肥,首先会导致身体必需营养素的缺失,引起身体肌肉量衰减、免疫力降低、贫血等各类疾病发病率上升;其次,节食产生的体重减轻更多的时候是身体肌肉骨质流失、水分减少所致。一旦恢复正常饮食,体重很快又会恢复原样,甚至发生报复性的增长。节食会让身体误以为目前环境遭遇到了"饥荒"。等"饥荒"结束,人体恢复正常饮食时,身体会倾向于储存更多的脂肪和能量以预防下次"饥荒"的发生。加之节食减肥导致身体基础代谢能力下降,就容易造成身体消耗能量变少,更加容易堆积脂肪和发生体重反弹的局面。为了控制体重,不仅要会吃,还要"慧吃"才能有效持久。

7. 为了控制血脂、血糖,粗杂粮吃得越多越好吗

为了有效防治高血压、糖尿病等"现代病",越来越多的人开始选择吃粗杂粮保健康。用适当的粗杂粮当做主食可以助消化、控制血糖血脂,甚至减轻体重……但是,吃五谷杂粮也并不完全是多多益善,每天该吃多少杂粮,吃哪些杂粮也是有讲究的,吃错了反而伤身。

杂粮通常是指水稻、小麦、玉米、大豆和薯类五大作物以外的粮豆类作物,常见的有高粱、荞麦、燕麦、大麦、薏仁、菜豆、小米、绿豆、红小豆、黑豆等。科学已证实,杂粮中含有很多对健康有利的成分,比如膳食纤维、B族维生素、维

生素 E、铁、β- 葡聚糖、黄酮、多酚等。人们为了追求饮食的口感和风味,精白米、精白面往往更受欢迎。但近年来,很多研究证实谷类食物预处理的精细度与它的营养价值成反比,太过于精细的食物反而对健康不利。过度加工使谷物中富含维生素和活性物质的谷皮、糊粉层、胚芽被分离出去,仅仅留下胚乳部分,从而导致营养价值下降。因此,提倡摄入全谷类食物可以带来更多的益处,其中的膳食纤维和维生素能有效预防 2 型糖尿病、心血管疾病、癌症和肥胖。

对老年人来说,吃粗杂粮特别需要注意吃的量和方法。由于机体生理功能的减退,特别是原本肠胃功能就比较弱的老人,粗杂粮吃得过多,就会加重肠胃负担,导致腹胀、消化不良,严重的还会影响人体对蛋白质、无机盐以及某些微量元素的吸收。所以老年人吃粗粮要适量,建议每天摄入量在 50~100克,根据自身情况适当调整。

还需特别关注以下几点:

(1)注意粗细搭配:粗粮和细粮搭配着吃,比如可以与大米一起做成杂粮饭,与白面做成杂粮饼等。糖尿病患者吃粗粮要控制总量,注意替代原则,也就是杂粮要替代同等量的白米白面作为主食。

(2)注意种类选择:吃粗杂粮选择品种不能过于单一,多品种的粗杂粮有利于营养均衡。大黄米、黏小米、糯玉米等黏性粮食品种,餐后血糖反应会比较高,不利于血糖的控制,所以不建议糖尿病患者食用。

(3)注意烹饪方法:可以用粗粮细作的方法,不仅能使粗粮变得可口,增进了食欲,还有利于消化吸收。比如把粗粮磨成粉、压成泥、做成饼、熬成粥,也可以添加牛奶、坚果等配料使粗粮口味更好、搭配更丰富。但糖尿病患者应避免熬煮得太久,也要避免添加糖。

(4)注意保证饮水:粗杂粮中纤维素含量较高,需要足够的水分配合以促进肠道运动,有效避免胀气、便秘等情况。饮水量与粗粮的比例最好能达到1:1。

(5)注意循序渐进:一下子进食太多的粗杂粮,有时会出现反酸、食道黏膜损伤等不良的消化道反应,特别是原本胃肠功能就不好的人群。所以,粗杂粮的食用应循序渐进,从一周一次,进而到一周几次,给胃肠一点适应的时间。

9. 老年人吃肉只吃水产类科学吗

《中国居民膳食指南(2016)》推荐食物多样是平衡膳食的基本原则。水产类、畜禽肉类均属于动物性食物,是老年人优质蛋白、脂类、脂溶性维生素、B族维生素和矿物质的良好来源,其营养价值各有特点,需合理选用。水产类脂肪含量较低,多为不饱和脂肪酸,对预防心脑血管疾病、血脂异常等有一定作用。畜肉类蛋白质含量高且易被人体吸收,尤其瘦肉中的铁含量高且利用率好。禽肉类脂肪含量介于鱼类及畜肉类之间,且不饱和脂肪酸含量较高。所以,老年人吃肉只吃水产类是不科学的,应根据身体所需适当地选择水产类和畜禽肉类,只有食物多样才能达到平衡膳食。

9. 老年人只吃瘦肉就不用担心脂肪问题了吗

众所周知,肥肉中含有较高的脂肪,而瘦肉中的脂肪常常容易被忽视。其实,瘦肉中同样含有一定量的脂肪,以饱和脂肪酸及胆固醇含量较多,适量摄入有助于增进健康,过量摄入也会增加肥胖和心血管疾病的发病风险。《中国居民膳食指南(2016)》建议适量吃鱼、禽、蛋、瘦肉,推荐每天平均摄入水产类40~75克,畜禽肉类40~75克,蛋类40~50克。

10. 老年人油脂吃得越少越好吗

脂肪是人体重要的组成成分,也是人体热量的重要来源之一,脑、肝脏、肾脏等重要器官中都含有一定的脂肪。保持身体含有正常的脂肪量有助于维持体温,保护身体器官免受外力伤害。老年人体内脂肪缺少时,胆固醇降低,免疫力低下,易导致贫血、营养不良等疾病。摄入适量的脂肪可以促进脂溶性维生素的吸收,满足人体对这些维生素的需要。此外,人体自身不能合成必需脂肪酸,必须从食物中摄取,经常食用适量的植物油可满足人体对必需脂肪酸的需要。所以,老年人油脂并非吃得越少越好,《中国居民膳食指南(2016)》推荐每天烹调油最好控制在25~30克。

11. 牛奶加鸡蛋是老年人的健康早餐吗

"牛奶加鸡蛋"被很多人认为是健康早餐,其实这样的搭配并不科学。早晨,人体急需含有丰富碳水化合物的早餐来补充能量,而牛奶和鸡蛋本身虽然富含优质蛋白,但碳水化合物含量少,仅1个鸡蛋、1杯牛奶的早餐不能及时提供足够的能量,如果多摄入鸡蛋、牛奶来满足能量需求,又会吃不下,还会影响消化系统功能。所以早餐在牛奶加鸡蛋的基础上,应该搭配一些主食,以保证人体获取足够的碳水化合物。

12. 老年人吃蛋白不吃蛋黄好吗

有些人认为鸡蛋中的胆固醇含量较高,因而不吃鸡蛋,或者只吃蛋白,把蛋黄扔掉。

其实,这是错误的理解。鸡蛋的营养丰富,含有优质蛋白质、氨基酸、卵磷脂、胆碱以及各种维生素,其中每 100 克全蛋中蛋白质含量为 13.3 克,胆固醇 585 毫克,钙 56 毫克,铁 2 毫克,锌 1.1 毫克,视黄醇当量 234 微克。其中蛋黄中的各种营养含量均高于蛋白。有大量学者研究鸡蛋摄入量与心血管疾病的关系,发现健康成人每周摄入一个鸡蛋与每天摄入一个鸡蛋对冠心病、脑卒中等心血管疾病风险的影响是一样的,并不会因为吃鸡蛋而增加心血管疾病的患病风险。

《中国居民膳食指南(2016)》推荐,血脂正常的成年人建议每天吃一个鸡蛋,或每周摄入蛋类 280~350 克,平均每日 40~50 克。对于已经出现胆固醇水平超标的患者也不用"谈蛋色变",可以适当减少摄入量,每两天吃一个鸡蛋或者每周吃 2~3 个鸡蛋。

13. 维生素片能代替水果、蔬菜吗

能不能用维生素片来代替蔬菜、水果呢? 答案当然是否定的。因为蔬菜、水果中除含有维生素外,还含有多种其他的营养成分,如矿物质、膳食纤维、多种生理活性物质等。而且,维生素制剂也同药物一样,吃得太多反而会产生副作用,甚至发生中毒。维生素分水溶性和脂溶性两种,脂溶性维生素容易在体内蓄积,吃过量会引起中毒。水溶性维生素相对安全一些,但也不可过量,如长期过量服用维生素 C,它会在体内产生大量草酸,有可能引起肾结石。所以,食物是最好的选择,对于那些维生素缺乏的人可在医生指导下服用维生素片。

14. 水果与蔬菜可以相互替代吗

尽管蔬菜和水果在营养成分和对健康的影响方面有很多相似之处,但毕

竟它们是两种不同的食物,其营养价值各有特点。多数蔬菜的维生素、矿物质、膳食纤维和植物化学物质的含量高于水果,故水果不能代替蔬菜。水果可以补充蔬菜摄入的不足,水果中的碳水化合物、有机酸和芳香物质比新鲜蔬菜多,且水果食用前不用加热,其营养成分不受烹调因素的影响,故蔬菜也不能代替水果。建议大家最好做到每餐有蔬菜,每日有水果。

15. 老年人常吃素食营养好吗

现在许多慢性病(如肥胖、高血压、糖尿病、高血脂等)的发病率呈逐年上升趋势,于是吃素食就成了一种流行。但如果单纯食素,对健康并非有益。长期素食会造成人体蛋白质、微量营养素等营养物质的缺乏,从而导致营养失衡,免疫力下降,甚至引发疾病。另外,长期吃素会增加患胆结石的风险,老年胆结石有近半数由单纯素食引起。

16. 口渴了才需要喝水吗

水是人体不可缺少的物质,是构成人体组织和细胞的重要成分。俗话说"人可三日无餐,不可一日无水",饮水不足会影响人体的正常生理功能,引起体内缺水。《中国居民膳食指南(2016)》推荐成年人每天饮水1 500~1 700毫升,应规律喝水。万不可口渴了才喝水,因为若长期口渴了才喝水,可降低口渴的敏感度,引起体内新陈代谢紊乱。

判断缺水最简单的方法是少尿和口渴,当有口渴的感觉时,表明身体已经明显缺水,但水摄入量超过肾脏排出能力时,可引起体内水过多或引起水中毒,所以喝水是一门学问。饮水方式应是少量多次,尤其是儿童和老年人。一般成人,每天需要喝7~8杯水,建议早起可空腹喝一杯水,睡前1小时左右喝一杯水,其他时段均匀分配5~6杯水。鼓励喝白开水,不喝或少喝含糖饮料。

17. 汤泡饭老年人可以多吃吗

人们习惯地认为米饭经过菜汤等水泡过之后更软了,有利于消化吸收,所以常常推荐牙口不好的老年人吃汤泡饭,但这种做法其实是错误的。俗话说"汤泡饭、嚼不烂",汤泡饭其实不是一种易消化的食物。由于进食汤泡饭时,饭和汤水混在一起会比较快地从口腔滑到胃里,所以减少了牙齿对米饭的研磨,减少了米饭与唾液的混合,降低了米饭在口腔初步消化的时间。同时,整粒吞下去的米饭还将增加胃肠负担,影响米饭的消化,导致营养也不能完全吸收。另外,用菜汤或肉汤泡饭的话,有可能增加汤中盐和油的摄入,还可能增加微生物污染的机会。因此建议老人饭后不宜喝太多汤水,最好将少盐、少油的菜汤、肉汤与饭共煮成稠粥食用。

18. 卧床老人长期食用流质饮食营养好吗

有些家属认为老人长期卧床,给予汤汤水水的流质饮食,有利于消化吸收,能加强营养,实际上这并不科学。人体的脏器功能"用则进,废则退",假如老人消化功能正常,长期食用流质食物,会导致胃肠道消化功能下降,胃的蠕动减弱,牙齿对食物的咀嚼能力下降,甚至出现牙龈萎缩。而且长期流质食物直接进入十二指肠,加重了十二指肠的负担,有可能发生十二指肠溃疡。另外,流质食物的特点是易吸收,进入人体后,会快速地进入肠道,被吸收后变为糖分,糖分不能被及时消耗,便以脂肪的形式储存于机体。值得一提的是流质食物的血糖生成指数比较高,糖尿病患者吃完流质食物后,血糖会快速上升,容易引起血糖波动过大。因此,是否选择流质饮食要根据老人的消化功能和疾病情况而定。由于病情需要,必须吃流质饮食的老人,在一段时间后,如果消化功能允许,要逐渐改用半流质饮食或软食,以尽早满足机体对能量和营养素的生理需要。

19. 卧床老人活动较少,水分摄入可适当减少吗

老年人感觉较为迟钝,对体内缺水自我感觉并不灵敏,体内缺水时不易感到口渴,即使感到口渴也误认为是年老津液不足。还有一些老人,为了减少小便次数而有意减少饮水量,尤其是夜间干脆不喝水,如此一来,老人会因为消耗水量大而饮水不足,导致血液浓缩,使血液黏稠度升高、循环阻力增加,有可能诱发心脑血管疾病。另外,长期卧床老人因为体位和缺乏运动等原因易发生便秘,每日饮水要充足,食物中含有的水分加上饮水每日应摄入2 500毫升才能保证机体所需,切勿因担心处理大小便麻烦而限制卧床老人的食量和水量。

20. 特医食品就是保健品吗

很多老人误以为特医食品就是保健品,其实虽然它们均为特殊食品,但它们在食用目的、产品配方、适用人群等方面都存在明显不同。特医食品必须在医生或临床营养师指导下,单独食用或与其他食品配合食用;而保健食品是声称具有保健功能的食品,并不是医用产品。

52检